IL POTERE DELL'ESERCIZIO REGOLARE

Come aumenta l'attività fisica

La tua salute generale

Dott.ssa Esposito Russo

GRAZIE PER AVERCI SCELTO.

Apprezziamo il tuo gentile supporto e speriamo che tu ne abbia ricavato qualcosa

.

Se ti piace questo libro, sarà fantastico lasciare una recensione su Amazon . Significa molto per noi.

GODITI DEI NOSTRI SERVIZI.

Sommario

INTRODUZIONE

Liberare il potenziale dell'esercizio

Sei mai stato sbalordito dai notevoli cambiamenti che le persone sperimentano quando iniziano un regime di allenamento regolare? Forse hai visto qualcuno perdere peso, diventare più forte o emanare un'energia contagiosa che sembrava provenire dal profondo. L'esercizio fisico può trasformare non solo il nostro corpo ma anche il nostro benessere generale, è quasi miracoloso.

Immagina uno scenario in cui potresti accedere a questa forza rivoluzionaria. Immagina un mondo in cui impegnarsi in un'attività fisica regolare può fornirti più energia, muscoli più forti, una migliore salute cardiovascolare e un migliore benessere mentale. Puoi accedere a questo pianeta.

Lascia che ti racconti una storia per ambientare la nostra avventura insieme. Incontra Sarah, una donna allegra che ha combattuto la bassa energia, gli stati d'animo irregolari e un senso generale di infelicità nella sua vita. Ha scoperto di essere caduta nella trappola di uno stile di vita sedentario e ha trascorso l'intera giornata a fatica ad alzarsi dalla sedia del computer.

Sarah ha deciso di prendersi cura della sua salute e del suo benessere un giorno. Ha iniziato a includere esercizi frequenti nel suo programma, iniziando con azioni semplici come andare a una lezione di yoga nelle vicinanze e fare camminate veloci durante la pausa pranzo. Nel corso del tempo, è accaduto un evento straordinario. Un ritrovato senso di vigore iniziò a scorrere nelle vene di Sarah. I suoi livelli di energia sono aumentati notevolmente, il suo umore è migliorato e ha acquisito una nuova forza mentale e fisica.

Ci sono innumerevoli esempi di come l'esercizio fisico può cambiare la vita e il racconto di Sarah è solo uno di questi. Colpisce ogni parte di ciò che siamo e influisce su cambiamenti che non sono solo fisici. La nostra salute cardiovascolare, l'aspetto dei nostri muscoli, la nostra flessibilità ed equilibrio e persino la nostra funzione cognitiva possono essere notevolmente migliorate dall'esercizio. I vantaggi sono semplicemente sorprendenti.

In questo libro studieremo la scienza dell'esercizio fisico e tutti i diversi modi in cui potrebbe migliorare la tua salute. Impareremo le tecniche per massimizzare il potenziale del tuo corpo, dal fitness cardiovascolare allo sviluppo di forza, flessibilità ed equilibrio. Ma va oltre. Faremo anche luce su quanto sia importante l'esercizio fisico per gestire lo stress, migliorare l'umore e mantenere la salute mentale.

Scoprirai come personalizzare il tuo regime di allenamento, superare le difficoltà e mantenere la coerenza con una guida utile, approfondimenti di esperti e tecniche fattibili. Parleremo di problemi tipici e forniremo indicazioni per ottenere aiuto e assumerci la responsabilità. Insieme, scopriremo il potenziale di trasformazione dell'esercizio e ti forniremo gli strumenti di cui hai bisogno per vivere una vita più sana, più felice e più appagante.

Sei pronto per iniziare questo viaggio, allora? Massimizziamo il potenziale dell'esercizio e apriamo un mondo di opportunità per il tuo benessere fisico ed emotivo. Preparati a rimanere stupito mentre impari "Il potere dell'esercizio fisico regolare: come l'attività fisica migliora la tua salute generale".

L'impatto trasformativo dell'esercizio fisico sui nostri corpi e sulle nostre menti

L'esercizio fisico regolare trasforma i nostri corpi e le nostre menti, aprendo un mondo di vantaggi che vanno ben oltre la salute fisica. Il nostro corpo reagisce all'attività fisica in modi sorprendenti, subendo cambiamenti benefici che migliorano il nostro benessere generale.

Fisicamente, l'esercizio costruisce i muscoli, rafforza il cuore e aumenta la resistenza. La nostra capacità di gestire le faccende quotidiane con facilità ed energia aumenta man mano che diventiamo più resilienti. I nostri corpi diventano più forti, più energici e più capaci di gestire lo stress della vita quotidiana.

Ma l'esercizio ha benefici che vanno oltre il fisico. Il nostro cervello rilascia endorfine durante lo sforzo fisico, noto anche come ormoni del "benessere". Il nostro umore è migliorato da queste endorfine, che riducono anche la tensione e aumentano la sensazione di benessere e felicità. L'esercizio fisico si trasforma in un potente strumento per combattere la depressione e l'ansia, fornendo una tecnica semplice ed efficace per migliorare la nostra salute mentale.

Inoltre, l'esercizio migliora la funzione cognitiva aiutandoci a concentrarci meglio, ricordare meglio le cose ed essere più creativi. Migliora le connessioni neurali e incoraggia lo sviluppo di nuovi neuroni, il che migliora la nostra capacità di pensiero, apprendimento e risoluzione dei problemi. L'esercizio fisico regolare è stato associato a una maggiore chiarezza mentale, una maggiore produttività e un più alto livello di prontezza mentale.

L'esercizio ha un effetto profondamente trasformante sulla nostra vita che va oltre la sfera fisica e mentale. La nostra fiducia aumenta man mano che vediamo quanto stanno diventando più forti i nostri corpi. Otteniamo una percezione più favorevole di noi stessi e un rinnovato senso di fiducia in noi stessi. Di conseguenza, sviluppiamo una maggiore resilienza e siamo maggiormente in grado di affrontare le sfide e superare gli ostacoli.

Inoltre, l'esercizio favorisce la comunità e l'interazione sociale. Possiamo incontrare persone che condividono la nostra passione per la salute e il benessere prendendo parte a sport di squadra, partecipando ad attività di gruppo o iscrivendosi a programmi di fitness. Questi legami sociali forniscono assistenza, ispirazione e un senso di comunità, sviluppando un più profondo senso di soddisfazione e significato.

In sostanza, l'attività fisica può migliorare la nostra salute fisica e mentale, nonché la nostra qualità generale della vita. Apre la porta a una vita più energica, autorizzata e contenta. Accettando gli effetti di trasformazione dell'esercizio, apriamo un mondo di opportunità e ci mettiamo sulla strada della salute, della felicità e della scoperta di noi stessi a lungo termine.

Una storia personale:

Superare gli ostacoli grazie al potere dell'esercizio fisico regolare

Permettetemi di condividere con voi un'esperienza personale che esemplifica gli effetti positivi di un esercizio costante. Incontra Mark, un uomo di mezza età che aveva sperimentato sentimenti di mancanza di energia, insicurezza e infelicità nella sua vita. Si sentiva intrappolato in una spirale discendente e capì che doveva succedere qualcosa.

Mark ha deciso di includere un regolare esercizio fisico nel suo regime quotidiano con un barlume di speranza. All'inizio è stata dura. Ha incontrato ostacoli fisici e ha messo in dubbio la sua capacità di perseverare. Mark persistette comunque, spinto dal desiderio di una vita migliore.

È successo qualcosa di straordinario non appena ha iniziato a muoversi. Mark ha iniziato a sentirsi più forte e più vivo di prima. Poteva sentire il suo corpo diventare più forte e i suoi livelli di energia aumentare ad ogni sessione. Ma più che i cambiamenti fisici, è rimasto sbalordito dal miglioramento della sua salute mentale ed emotiva.

Mark ha scoperto che andare in palestra regolarmente gli permetteva di sfuggire allo stress e alle pressioni della vita quotidiana. Il suo spirito era sollevato, la sua mente era chiara e si sentiva meglio mentre si esercitava. L'esercizio si è evoluto nella sua forma di terapia, permettendogli di lasciar andare i sentimenti repressi, ridurre l'ansia e trovare conforto nel ritmo del movimento.

Mark ha anche sperimentato un rinnovato senso di fiducia in se stesso grazie all'efficacia dell'esercizio fisico regolare. La sua fiducia è cresciuta man mano che superava gli ostacoli e raggiungeva piccoli traguardi. Ha iniziato a pensare a se stesso come forte e capace, non limitato dalle sue passate battute d'arresto.

Al di là della vita personale di Mark, l'esercizio ha avuto un impatto trasformativo. La sua rinnovata energia e la sua visione ottimistica iniziarono a diffondersi in altri aspetti della sua vita. Ha migliorato il suo rendimento lavorativo, l'impegno nelle relazioni e l'apertura a nuove opzioni. Le sfide un tempo insormontabili ora si sono rivelate trampolini di lancio per la crescita e lo sviluppo personale.

L'esperienza di Mark serve come potente promemoria del fatto che l'esercizio fisico regolare non riguarda solo il mantenimento della salute fisica; è anche un mezzo per promuovere la consapevolezza di sé, la resilienza e la trasformazione. Possiamo superare le sfide, superare i vincoli e realizzare il nostro pieno potenziale abbracciando il potere dell'esercizio fisico regolare.

Quindi tieni a mente la narrativa motivazionale di Mark quando stai lottando con problemi fisici, cerchi stabilità mentale o desideri una sensazione di scopo che è stata riaccesa. Utilizza il potere di un esercizio costante e guarda mentre catalizza l'empowerment, la

crescita personale e il vivere una vita oltre
le tue più rosee aspettative.

CAPITOLO 1

LA SCIENZA DIETRO L'ESERCIZIO: COME MIGLIORA IL TUO BENESSERE

L'esercizio migliora il tuo benessere generale attraverso una sorprendente varietà di processi, secondo gli scienziati. Al di là degli ovvi cambiamenti fisici, l'esercizio fisico innesca una catena di benefiche reazioni fisiologiche nel corpo e nella mente.

Il tuo cuore pompa più sangue ricco di ossigeno ai tuoi muscoli mentre ti alleni perché la tua frequenza cardiaca accelera. La tua forma fisica cardiovascolare aumenta grazie a questa procedura, che rafforza e aumenta anche l'efficacia del tuo muscolo cardiaco. L'esercizio fisico regolare nel tempo può abbassare la pressione sanguigna, abbassare la frequenza cardiaca a riposo e ridurre al minimo la possibilità di sviluppare problemi cardiovascolari.

L'esercizio fisico è essenziale per controllare il metabolismo e il peso corporeo. La combustione delle calorie è un fattore chiave nella gestione del peso e nella prevenzione dell'aumento di peso in eccesso. Il tuo metabolismo è potenziato, il che si traduce in un uso più efficace dell'energia e potrebbe supportare i tentativi di perdita di peso. Inoltre, l'esercizio fisico favorisce la conservazione della massa muscolare magra, essenziale per preservare una sana composizione corporea.

L'esercizio ha un impatto significativo sulla tua salute mentale ed emotiva oltre ai suoi vantaggi fisici. Le endorfine, neurotrasmettitori cerebrali noti come ormoni del "benessere", vengono stimolate per essere rilasciate. Queste endorfine inducono emozioni di gioia, riducono lo stress e riducono l'ansia e i sintomi depressivi. L'esercizio fisico regolare può avere un impatto positivo sull'umore, l'autostima e la lucidità mentale, agendo come un antidepressivo naturale.

L'esercizio fisico è collegato a una migliore salute del cervello e prestazioni cognitive. L'aumento del flusso sanguigno al cervello, che porta ossigeno e sostanze nutritive che supportano la crescita neuronale e migliorano la funzione cognitiva, è il risultato dell'attività fisica. Gli studi hanno dimostrato che l'esercizio fisico regolare può migliorare la funzione cognitiva in generale, compresa la memoria e la capacità di attenzione. Di conseguenza, anche il rischio di malattie neurodegenerative come l'Alzheimer e la demenza potrebbe essere ridotto.

Inoltre, l'attività fisica incoraggia il rilascio di diversi neurotrasmettitori e fattori di crescita nel cervello, incluso il fattore neurotrofico derivato dal cervello (BDNF). Questi composti incoraggiano la crescita di nuovi neuroni e rafforzano le connessioni cerebrali, che promuovono l'apprendimento, le capacità di risoluzione dei problemi e la forza mentale.

L'esercizio ha vantaggi che vanno oltre il suo impatto fisiologico immediato. Un'attività fisica regolare può migliorare la qualità del sonno, rafforzare il sistema immunitario e aumentare il vigore e la produttività complessivi. Inoltre, può darti un senso di realizzazione, disciplina e piacere personale, che ti aiutano a pensare in modo positivo e a sentirti meglio in generale.

Siamo maggiormente in grado di incorporare l'attività fisica nelle nostre vite prendendo decisioni istruite quando comprendiamo la scienza dietro l'esercizio. Possiamo massimizzare il nostro benessere, vivere una vita più sana e raggiungere il pieno potenziale delle nostre capacità fisiche e mentali sfruttando gli enormi impatti che l'esercizio ha sul nostro corpo e sul nostro cervello. Quindi abbracciamo i benefici dell'esercizio che la scienza ha dimostrato e iniziamo lungo il percorso verso una vita più sana, più felice e più contenta.

Comprendere i cambiamenti fisiologici che si verificano durante l'esercizio

Il tuo corpo sperimenta diversi incredibili cambiamenti fisiologici mentre ti alleni. Questi aggiustamenti sono essenziali per aumentare la salute generale, aumentare la forma fisica e massimizzare le prestazioni. Esaminiamo i principali cambiamenti fisiologici causati dall'esercizio:

1. La tua frequenza cardiaca aumenta quando inizi ad allenarti per tenere il passo con l'aumento della domanda di ossigeno e sostanze nutritive da fornire ai muscoli che lavorano. Questo battito cardiaco più veloce rende più facile fornire sangue

ossigenato e rimuovere efficacemente i rifiuti.

2. **cardiorespiratorio migliorato :** l'esercizio fisico regolare rende più efficaci i sistemi cardiovascolare e respiratorio. Il tuo muscolo cardiaco diventa più forte, aumentando la quantità di sangue che può pompare ad ogni battito. Di conseguenza, la gittata sistolica aumenta, consentendo al cuore di pompare più sangue ricco di ossigeno ai muscoli ad ogni contrazione. L'esercizio aiuta anche a sviluppare i muscoli respiratori, il che migliora la capacità polmonare e l'assorbimento di ossigeno.

3. **Migliore circolazione sanguigna:** l'esercizio fisico incoraggia l'angiogenesi, il processo di creazione di nuovi vasi sanguigni.

Questa più ampia rete di vasi sanguigni migliora il flusso sanguigno ai muscoli, agli organi e ai tessuti, facilitando l'apporto di nutrienti e l'eliminazione delle scorie. Una migliore circolazione aiuta anche a controllare la temperatura corporea durante l'esercizio.

4. **Adattamenti muscolari:** i tuoi muscoli subiscono diversi adattamenti a seguito di un regolare esercizio fisico. Man mano che i tuoi muscoli si adattano allo sforzo crescente durante l'allenamento di resistenza, diventano più forti e più tonici. I tuoi muscoli possono utilizzare l'ossigeno in modo più efficace e mantenere un'attività sostenuta grazie alle attività di resistenza che aumentano la loro

capacità ossidativa. La forza, la resistenza e le prestazioni muscolari generali sono tutte migliorate come risultato di questi adattamenti.

5. **Aumento del consumo di ossigeno:** mentre ti alleni, il tuo corpo utilizza più ossigeno per produrre la quantità necessaria di energia. La velocità e la profondità della respirazione aumentano in risposta, consentendo di inalare più ossigeno ed espirare più anidride carbonica. I tuoi muscoli sono alimentati da questa maggiore richiesta di ossigeno, che aumenta anche la produzione di energia.

6. **Metabolismo elevato:** l'esercizio accelera il metabolismo, il che aumenta il consumo di energia. Durante l'esercizio ea riposo, il tuo corpo diventa più efficace nel

bruciare calorie. Il mantenimento di un peso corporeo sano e l'assistenza alla perdita di peso sono entrambi possibili con un regolare esercizio fisico.

7. Le endorfine, che sono responsabili della sensazione di "benessere" e del sollievo dal dolore, vengono rilasciate come risultato dell'esercizio, tra gli altri ormoni. Anche l'ormone della crescita, che aiuta la crescita e la riparazione muscolare, viene stimolato durante l'esercizio. L'esercizio fisico può anche aiutare a regolare gli ormoni che influenzano il metabolismo, la fame e la risposta allo stress.

Comprendere queste alterazioni fisiologiche che si verificano durante l'esercizio consente di cogliere gli effetti profondi che l'esercizio ha sul tuo corpo. Esercitandoti regolarmente, puoi migliorare la tua salute cardiovascolare, la forza e la resistenza muscolare, l'uso di ossigeno e il metabolismo in generale. Questi aggiustamenti aiutano ad aumentare i livelli di energia, la forma fisica e il benessere generale del corpo e della mente. Quindi indossa le scarpe, muoviti e libera gli incredibili benefici fisiologici dell'esercizio nel tuo corpo.

Svelando i benefici dell'esercizio fisico per la salute fisica e mentale
L'esercizio fisico regolare è uno strumento potente che ha molti vantaggi per il tuo benessere fisico ed emotivo. L'esercizio ha un impatto profondamente favorevole sulla tua salute, sia che tu scelga di farlo in modo vigoroso (come la corsa o il sollevamento pesi) o moderatamente

(come la camminata veloce). Esaminiamo gli impressionanti vantaggi dell'esercizio:

1. Idoneità fisica:

- **Aumento della forma fisica cardiovascolare:** l'esercizio rende il tuo cuore più forte, aumentandone l'efficacia e riducendo il rischio di malattie cardiache. Promuove un sistema cardiovascolare più sano migliorando la circolazione sanguigna e abbassando la pressione sanguigna.

- **Gestione del peso:** bruciando calorie e guadagnando massa muscolare magra, l'esercizio fisico regolare aiuta a mantenere un peso corporeo sano. Sia l'aumento di peso che la perdita di grasso sono prevenuti da esso.

- La forza e la resistenza nei muscoli vengono aumentate attraverso l'esercizio, che tonifica anche i muscoli. La prevenzione degli infortuni e la salute delle articolazioni sono supportate da muscoli forti.

- **Aumento della densità ossea:** le attività sotto carico come camminare e sollevare pesi incoraggiano la crescita ossea e aumentano la densità ossea, riducendo il rischio di osteoporosi.

- L'esercizio migliora la flessibilità, l'equilibrio e la coordinazione, il che promuove una maggiore funzione fisica in generale e riduce la possibilità di incidenti e lesioni.

2. Benessere mentale:

- **Miglioramento dell'umore:** le endorfine, le sostanze chimiche naturali del "benessere" del cervello, vengono rilasciate durante l'esercizio e aiutano a migliorare l'umore, abbassare i livelli di stress e ridurre i sintomi di ansia e malinconia.
- **Aumento di energia e vitalità:** l'esercizio fisico regolare migliora la tua vitalità generale, combatte l'affaticamento e aumenta i tuoi livelli di energia, facendoti sentire più energico e vigile.
- **Funzione cognitiva migliorata:** l'esercizio migliora la funzione cognitiva, come la memoria, l'attenzione e le capacità di risoluzione dei problemi, aumentando la neuroplasticità , aumentando il flusso sanguigno al

cervello e sostenendo la salute del cervello.

- **Riduzione dello stress:** impegnarsi nell'attività fisica ti aiuterà a liberare la tensione e a migliorare la tua capacità di gestire gli ostacoli nella vita quotidiana.

- **Miglioramento dell'autostima e dell'immagine corporea:** l'esercizio fisico regolare può sviluppare una buona percezione di sé migliorando l'autostima, l'immagine corporea e la fiducia in se stessi.

3. Parlando in generale:

- **più alto :** l'esercizio fisico incoraggia una migliore qualità del sonno, rendendo più facile addormentarsi e rimanere addormentati per periodi più lunghi.

- Uno stile di vita attivo è legato a una durata della vita più lunga e a un minor rischio di sviluppare malattie croniche.
- **Funzione immunitaria migliorata:** l'esercizio fisico regolare aiuta a costruire la funzione immunitaria, che riduce la possibilità di contrarre malattie comuni e migliora la salute generale.

Puoi raccogliere una miriade di vantaggi per la tua salute fisica e mentale includendo l'esercizio nel tuo regime. Catalizza una buona trasformazione, supportando il benessere generale e rendendo la vita più felice e più sana. Quindi indossa le tue scarpe da corsa, cerca le cose che ti piace fare e abbraccia le cose straordinarie che l'esercizio può

fare per la tua mente, il tuo corpo e la
qualità generale della vita.

CAPITOLO 2

FITNESS CARDIOVASCOLARE: RAFFORZARE IL CUORE E IL SISTEMA CIRCOLATORIO

Il fitness cardiovascolare, a volte indicato come fitness aerobico o resistenza cardiovascolare, è la capacità del cuore, dei polmoni e del sistema circolatorio di fornire efficacemente sangue ricco di ossigeno ai muscoli quando si è fisicamente attivi. È una parte essenziale della forma fisica generale e aiuta a mantenere il sistema cardiovascolare in buona forma. Verrà discusso il valore dell'attività cardiovascolare e il modo in cui supporta il cuore e il sistema circolatorio.

1. **Forza cardiaca:** l'esercizio cardiovascolare rafforza regolarmente il muscolo cardiaco, migliorando l'efficienza del pompaggio del sangue. La corsa, il ciclismo e il nuoto sono esempi di attività che aumentano la frequenza cardiaca. Mentre pratichi questi sport, il tuo cuore risponde diventando più potente. Con più potenza, può pompare più sangue ad ogni battito, abbassando la frequenza cardiaca a riposo e migliorando la circolazione sia a riposo che durante l'attività fisica.

2. **Miglioramento del flusso sanguigno:** l'esercizio cardiovascolare migliora il flusso

sanguigno del corpo. Fa gonfiare i vasi sanguigni, consentendo ai muscoli che lavorano di ricevere ossigeno e sostanze nutritive in modo più efficace. Il miglioramento delle prestazioni muscolari e la diminuzione del rischio di stanchezza sono entrambi il risultato dell'aumento del flusso sanguigno, che migliora anche l'eliminazione dei prodotti di scarto dai muscoli, come l'anidride carbonica.

3. **Pressione sanguigna:** l'esercizio cardiovascolare regolare può aiutare a ridurre i livelli di pressione sanguigna. La resistenza del flusso sanguigno è diminuita dall'attività fisica perché fa espandere i vasi sanguigni e diventare più flessibili. Di conseguenza, viene esercitata una minore pressione sulle pareti

arteriose, che abbassa sia la pressione sanguigna sistolica (il numero più alto) che quella diastolica. Lo stress sul cuore è ridotto dalla diminuzione della pressione sanguigna, che riduce anche il rischio di malattie cardiovascolari.

4. **Maggiore resistenza:** aumentando la tua capacità cardiovascolare, puoi mantenere l'attività fisica per periodi più lunghi senza stancarti. L'esercizio aerobico regolare migliora l'efficacia del sistema respiratorio, la capacità del sangue di fornire ossigeno e la capacità del corpo di utilizzare l'ossigeno. Puoi svolgere il lavoro quotidiano e intraprendere attività fisiche più faticose con maggiore facilità e

resistenza grazie a questi adattamenti.

5. **Ridotta possibilità di disturbi cardiovascolari** : i disturbi cardiovascolari come la malattia coronarica, gli attacchi di cuore e gli ictus sono collegati a una minore possibilità di sviluppo quando si fa esercizio fisico regolare. Incoraggia i profili lipidici nel sangue ideali, riduce l'accumulo di placca arteriosa e aiuta a mantenere livelli di colesterolo sani. L'attività fisica regolare può anche ridurre il rischio di diabete di tipo 2, un fattore di rischio chiave per le malattie cardiache, regolando i livelli di zucchero nel sangue e migliorando la sensibilità all'insulina.

Gli esercizi che migliorano il cuore e il sistema circolatorio dovrebbero includere l'aerobica. Obiettivo per 75 minuti di intenso esercizio aerobico, 150 minuti di esercizio aerobico moderato o una combinazione dei due ogni settimana. Per rendere i tuoi allenamenti cardiovascolari più piacevoli e sostenibili, scegli attività che ti piaceranno. Puoi mantenere un cuore più sano, migliorare la circolazione e godere di una serie di vantaggi associati a un sistema cardiovascolare robusto ed efficace aumentando la tua forma fisica cardiovascolare.

Esplorare il ruolo degli esercizi aerobici nel migliorare la salute cardiovascolare
Supportando un'efficace distribuzione dell'ossigeno in tutto il corpo, rafforzando cuore e polmoni e impegnandosi in attività

aerobiche, la salute cardiovascolare può essere notevolmente migliorata. Queste attività, chiamate anche cardio o cardiovascolari, aumentano la frequenza cardiaca e accelerano la respirazione, il che ha diversi effetti positivi sul sistema cardiovascolare. Esaminiamo in che modo l'esercizio aerobico migliora specificamente la salute cardiovascolare:

1. Gli esercizi che sfidano e costruiscono i muscoli del cuore sono noti come aerobica. Il tuo cuore deve lavorare di più per pompare sangue ossigenato ai tuoi muscoli che lavorano mentre svolgi attività come camminare a ritmo sostenuto, fare jogging, andare in bicicletta o ballare. Un regolare esercizio cardiovascolare consente al muscolo cardiaco di adattarsi e rafforzarsi nel

tempo. La frequenza cardiaca a riposo più bassa e il miglioramento della funzione cardiaca sono entrambi effetti della capacità di un cuore più forte di pompare il sangue in modo più efficace.

2. **Miglioramento della funzione polmonare:** espandendo la capacità dei polmoni, gli esercizi aerobici migliorano anche la funzione polmonare. Quando ti impegni in un esercizio aerobico, la tua respirazione diventa più profonda e più veloce, il che sviluppa e aumenta l'efficienza dei tuoi muscoli respiratori. Un migliore assorbimento di ossigeno e un'espulsione di anidride carbonica sono resi possibili da queste migliori funzioni polmonari, che ottimizzano

l'ossigenazione dei muscoli e degli organi.

3. **Miglioramento della circolazione sanguigna:** l'esercizio aerobico regolare aumenta il flusso sanguigno in tutto il corpo. Gli esercizi cardio provocano l'allargamento dei vasi sanguigni, il che aumenta il flusso sanguigno ai muscoli e agli organi. I tessuti ricevono ossigeno e sostanze nutritive più rapidamente a causa della maggiore circolazione, che rimuove anche in modo più efficiente i materiali di scarto come l'anidride carbonica. Una migliore circolazione sanguigna riduce anche la possibilità di sviluppare malattie cardiovascolari e supporta livelli di pressione sanguigna adeguati.

4. **Abbassamento dei livelli di colesterolo:** è stato dimostrato che

l'esercizio aerobico aumenta i livelli di lipoproteine ad alta densità (HDL), o colesterolo "buono". Le lipoproteine a bassa densità (LDL), o colesterolo "cattivo", vengono rimosse dal flusso sanguigno con l'aiuto del colesterolo HDL. L'esercizio aerobico aiuta a migliorare il colesterolo HDL e abbassare il colesterolo LDL, il che si traduce in un profilo lipidico più sano e un minor rischio di malattie cardiache.

5. La gestione del peso e il controllo della composizione corporea possono essere raggiunti con un regolare esercizio aerobico. Bruciando calorie, queste attività possono aiutare nella perdita di peso e nel mantenimento del peso. Poiché l'eccesso di peso grava ulteriormente

sul cuore e aumenta il rischio di sviluppare malattie cardiache e altri disturbi, mantenere un peso corporeo sano è fondamentale per la salute cardiovascolare.

6. **Riduzione del rischio per le malattie croniche:** l'esercizio aerobico è stato collegato a un ridotto rischio di diverse malattie croniche. L'esercizio cardiovascolare regolarmente aiuta a ridurre il rischio di malattie come la malattia coronarica, l'ictus, il diabete di tipo 2 e diversi tipi di cancro. Gli esercizi che migliorano la salute cardiovascolare migliorano anche la sensibilità all'insulina, la regolazione della glicemia e la salute metabolica in generale.

Obiettivo per almeno 150 minuti di attività aerobica di intensità moderata o 75 minuti di attività aerobica di intensità vigorosa ogni settimana per raccogliere i benefici degli esercizi aerobici per la salute cardiovascolare. Per mantenere una routine interessante e duratura, scegli le attività che ti piacciono. Prima di iniziare un nuovo regime di allenamento, consulta sempre un medico, soprattutto se hai problemi di salute sottostanti. Puoi migliorare la tua salute cardiovascolare, costruire la tua resistenza e raccogliere i numerosi vantaggi fisici e psicologici di uno stile di vita attivo e sano includendo attività aerobiche nella tua routine.

Strategie efficaci per aumentare la resistenza e migliorare la funzione cardiaca

Gli obiettivi chiave per coloro che desiderano aumentare la propria forma fisica cardiovascolare includono l'aumento della resistenza e il miglioramento della salute del cuore. Puoi migliorare i tuoi livelli di resistenza e incoraggiare un cuore sano mettendo in pratica tattiche efficaci. Ecco alcune tattiche da tenere in considerazione:

1. **Progressione graduale:** inizia allungando e intensificando progressivamente i tuoi esercizi. Ciò consente al tuo corpo di adattarsi e aumentare gradualmente la sua resistenza. Man mano che la tua forma fisica migliora, inizia con esercizi più brevi a un livello

confortevole e aumenta gradualmente il tempo o l'intensità.

2. Gli esercizi che mettono alla prova il tuo sistema circolatorio e aumentano la frequenza cardiaca sono indicati come esercizi cardiovascolari. Correre, andare in bicicletta, nuotare o utilizzare dispositivi cardio come l'ellittica o il vogatore sono alcuni esempi di questi allenamenti. Stabilisci un obiettivo settimanale di 75 minuti di attività aerobica intensa o 150 minuti di esercizio aerobico moderato.

3. Prendi in considerazione l'utilizzo dell'interval training nelle tue routine. Ciò comporta il passaggio avanti e indietro tra allenamenti intensi e recupero attivo. Ad esempio, puoi fare uno sprint per 30 secondi, seguito da un minuto di

camminata o jogging, quindi ripetere il processo. Migliorando la resistenza sia aerobica che anaerobica tramite l'interval training, puoi spingerti al limite e aumentare la tua forma fisica cardiovascolare.

4. Impegnandoti in una serie di esercizi cardiovascolari, puoi coinvolgere vari gruppi muscolari e sottoporre il tuo corpo a diverse sfide. Oltre a prevenire la noia, l'allenamento incrociato aumenta la resistenza complessiva e riduce la possibilità di infortuni da uso eccessivo. Per aggiungere varietà alle tue routine, comprese attività come nuoto, ciclismo, danza o programmi di fitness di gruppo.

5. Gli esercizi per l'allenamento della forza dovrebbero essere inclusi regolarmente nel tuo regime. È

possibile mantenere una forma e una resistenza adeguate durante gli esercizi cardiovascolari rafforzando i muscoli, che sostengono e proteggono le articolazioni. Punta a due o tre sessioni di allenamento della forza ogni settimana, con particolare attenzione ai principali gruppi muscolari.

6. **Frequenza e coerenza:** la frequenza è importante per aumentare la resistenza. Cerca di fare attività cardiovascolari da tre a cinque volte a settimana, minimo. La regolarità consente al tuo corpo di adattarsi e svilupparsi nel tempo, ponendo solide basi aerobiche.

7. Mantieni una dieta ben bilanciata che ti dia l'energia e la nutrizione di cui hai bisogno per i tuoi esercizi. Bevi abbastanza acqua. Una dieta sana

aiuta con la resistenza e le prestazioni complessive. Inoltre, bevi molta acqua prima, durante e dopo l'esercizio per migliorare la salute del cuore ed evitare la disidratazione, che può ridurre la resistenza.

8. **Riposo e recupero:** dai al tuo corpo abbastanza tempo tra gli esercizi per guarire. I giorni di riposo sono essenziali per la rigenerazione sia generale che muscolare. Per evitare il sovrallenamento e il burnout, presta attenzione al tuo corpo e modifica la quantità di tempo o l'intensità che dedichi all'allenamento secondo necessità.

Prima di iniziare qualsiasi nuovo regime di allenamento, ricorda di parlare con un medico esperto o un istruttore di fitness qualificato, in particolare se hai problemi medici di base. Puoi aumentare la tua resistenza, migliorare la funzione cardiaca e raggiungere i tuoi obiettivi di fitness cardiovascolare utilizzando regolarmente queste tattiche.

CAPITOLO 3

COSTRUIRE LA FORZA: SCOLPIRE I MUSCOLI E MIGLIORARE LE PRESTAZIONI

L'allenamento della forza è una parte cruciale per mantenersi fisicamente in forma in generale e può avere un grande impatto sulla crescita e sulle prestazioni dei muscoli. Esistono metodi efficaci per aiutarti a scolpire i muscoli e migliorare le prestazioni, sia che il tuo obiettivo sia aumentare la tua forza per le attività sportive o semplicemente migliorare il tuo fisico. Esaminiamo alcuni metodi essenziali per migliorare la tua forza:

1. **Allenamento di resistenza:** aggiungi l'allenamento di resistenza al tuo regime di allenamento quotidiano. Puoi farlo applicando resistenza tramite pesi liberi, macchine per esercizi, fasce di resistenza o persino il tuo peso corporeo. Concentrati su movimenti composti come squat, stacchi da terra , distensioni su panca e pull-up che funzionano contemporaneamente per molti gruppi muscolari. Il sollevamento pesi o la resistenza dovrebbero essere aumentati gradualmente per mantenere i muscoli indovinati e incoraggiare l'aumento della forza.

2. Metti in pratica l'idea del sovraccarico graduale durante i tuoi allenamenti. Di conseguenza, le sollecitazioni sui muscoli

aumenteranno gradualmente. Aumentando il peso, le ripetizioni, le serie o l'intensità dei tuoi esercizi, puoi ottenerlo. I tuoi muscoli si adattano e diventano più forti per gestire le maggiori richieste quando li sfidi regolarmente.

3. Prestare attenzione alla buona forma e tecnica quando si eseguono attività di allenamento della forza. In questo modo, potresti essere sicuro di mirare in modo efficiente ai gruppi muscolari desiderati riducendo al contempo le possibilità di danni. Prendi in considerazione la possibilità di lavorare con un personal trainer professionista che può guidarti e offrire critiche se non sei sicuro della forma corretta.

4. **Varietà di esercizi:** includi una serie di esercizi per lavorare su vari gruppi

muscolari e prevenire il plateau . Cambiando costantemente i tuoi allenamenti, metti alla prova i tuoi muscoli in modi nuovi e incoraggi un'ulteriore crescita muscolare. Prendi in considerazione l'inclusione di esercizi per gambe, petto, schiena, spalle, braccia e core, nonché per tutti i principali gruppi muscolari.

5. **Riposo e recupero adeguati:** dai ai tuoi muscoli abbastanza tempo tra una sessione e l'altra per guarire. Le fibre muscolari vengono danneggiate durante l'allenamento della forza e vengono riparate e rese più forti durante il recupero. Obiettivo per un minimo di 48 ore tra gli allenamenti che mirano allo stesso gruppo muscolare. Dai la priorità a dormire a sufficienza, mangiare bene e rimanere idratato nei giorni di riposo

per favorire la crescita muscolare e il recupero.

6. Mantenere una dieta equilibrata che contenga i nutrienti necessari per la crescita e la riparazione muscolare. Consumare abbastanza proteine per favorire la produzione di nuovo tessuto muscolare. I tuoi pasti dovrebbero contenere una varietà di frutta, verdura, cereali nutrienti e fonti proteiche magre. Per massimizzare le tue prestazioni complessive e la funzione muscolare, resta idratato.

7. **Coerenza e persistenza:** ci vogliono tempo e costanza per sviluppare la forza. Punta a due o tre allenamenti ogni settimana e incorpora l'allenamento della forza nel tuo normale programma di esercizi. Mantieni il tuo impegno nei tuoi

allenamenti e accetta l'idea di fare uno sviluppo lento e costante. Guadagnare forza richiede perseveranza e uno sforzo costante.

8. **Tieni traccia dei tuoi progressi:** tieni sotto controllo i tuoi progressi durante l'allenamento della forza per tenere traccia dei tuoi progressi e mantenere la motivazione. Tieni un diario dei tuoi allenamenti, compresi i pesi e le ripetizioni, e occasionalmente valuta la tua forza misurando il massimo di una ripetizione o usando altre tecniche.

Prima di iniziare qualsiasi nuovo programma di allenamento, chiedi sempre il parere di un medico o di un istruttore di fitness qualificato, soprattutto se hai problemi medici di base. Puoi scolpire i tuoi muscoli, migliorare le prestazioni e ottenere i vantaggi di una maggiore forza e fitness funzionale implementando queste tecniche nella tua pratica.

Alla scoperta dell'importanza dell'allenamento della forza per il fitness generale

Una parte cruciale del fitness totale è l'allenamento della forza, che spesso integra l'esercizio cardiovascolare. Mentre gli esercizi cardio hanno diversi vantaggi per la salute cardiovascolare, l'allenamento della forza ha vantaggi particolari che lo rendono una componente preziosa di un regime di fitness completo. Puoi ottenere una serie di vantaggi dall'allenamento della forza che va oltre la semplice aggiunta di muscoli al tuo corpo. Esaminiamo perché l'allenamento della forza è cruciale per il fitness generale:

1. L'allenamento per la forza prevede esercizi di resistenza che mirano a particolari parti muscolari, spingendole a diventare più forti. Ciò si traduce in un aumento della forza muscolare e della resistenza. Gli esercizi che aumentano gradualmente la resistenza o il peso favoriscono la crescita e l'adattamento delle fibre muscolari. Ciò aumenta la forza e la resistenza muscolare, facilitando lo svolgimento delle faccende quotidiane e riducendo le possibilità di sviluppare squilibri muscolari o debolezza.

2. L'esercizio di forza ha un effetto favorevole sul metabolismo, aumentandolo. L'allenamento della forza migliora la massa muscolare magra, che ti fa bruciare più calorie

anche quando sei a riposo. Avere un tasso metabolico più elevato può aiutarti a mantenere un peso sano e incoraggiare la perdita di grasso, il che può essere vantaggioso per i tuoi obiettivi di gestione del peso e composizione corporea.

3. L'allenamento della forza è essenziale per mantenere e migliorare la densità ossea. Aiuta anche a prevenire gli infortuni. Le tue ossa subiscono stress attraverso esercizi di carico come il sollevamento pesi o l'uso di macchine di resistenza, che le incoraggiano a diventare più forti e più dense. Per coloro che sono suscettibili all'osteoporosi o alla perdita ossea correlata all'età, questo è particolarmente cruciale. Ossa più forti promuovono la salute generale

delle ossa e riducono l'incidenza di fratture.

4. Rafforzare i muscoli attorno alle articolazioni aiuta ad aumentare la stabilità articolare e riduce la possibilità di lesioni, il che migliora la funzione articolare. Le attività di allenamento della forza incoraggiano la crescita dei tessuti connettivi che supportano le articolazioni durante il movimento, come tendini e legamenti. Ciò è particolarmente vantaggioso per le persone che hanno problemi articolari o che stanno guarendo da incidenti.

5. **Attività quotidiane e fitness funzionale:** l'allenamento della forza migliora il fitness funzionale, ovvero la capacità di svolgere compiti della vita quotidiana con comfort ed efficacia. Troverai più semplice

sollevare e trasportare merci, salire le scale, completare le faccende domestiche e partecipare ad attività ricreative man mano che la tua forza muscolare generale aumenta. Ciò si traduce in una migliore qualità della vita e in una maggiore autonomia nelle attività quotidiane.

6. L'allenamento della forza è una parte cruciale del miglioramento delle prestazioni atletiche, indipendentemente dallo sport o dall'attività in cui ti impegni. Potenza, velocità, agilità e prestazioni fisiche generali sono tutte migliorate. Puoi migliorare le tue prestazioni nello sport, nelle attività del tempo libero e persino nel raggiungere i tuoi obiettivi di fitness, come correre più velocemente o

saltare più in alto, guadagnando forza.

7. Le attività di allenamento della forza mirano a determinati muscoli che sono importanti per mantenere una buona postura e un corretto allineamento del corpo. Questo migliora la meccanica del corpo e la postura. La tua postura migliorerà, riducendo il rischio di mal di schiena e migliorando la meccanica generale del tuo corpo. Ciò è reso possibile rafforzando i muscoli del core, della schiena e dei fianchi. Una migliore stabilità ed equilibrio sono ulteriori vantaggi.

8. **Benessere mentale ed emotivo:** l'esercizio regolare della forza può migliorare la tua salute mentale ed emotiva. Le endorfine, che sono stimolatori naturali dell'umore,

vengono rilasciate durante l'esercizio, in particolare l'allenamento della forza. Può ridurre i segni di ansia, disperazione e stress, incoraggiando una prospettiva più felice e un maggiore benessere mentale.

L'allenamento per la forza non deve comportare un aumento di massa o trasformarsi in un bodybuilder da incorporare nel tuo regime di fitness. Ha lo scopo di migliorare la salute generale, la funzionalità e la forma fisica. Prima di iniziare qualsiasi nuovo programma di esercizi, ricorda di parlare con un personal trainer autorizzato o un operatore sanitario, soprattutto se hai problemi medici di base. Puoi goderti la ricchezza dei vantaggi che l'allenamento della forza fornisce alla tua forma fisica generale e migliorare la qualità della tua vita abbracciandolo.

Tecniche ed esercizi efficaci per costruire e tonificare i muscoli

Esercizi di allenamento di resistenza e metodi efficaci che mirano a particolari gruppi muscolari vengono combinati per costruire e tonificare i muscoli. Puoi aumentare la crescita muscolare e ottenere un fisico dai contorni migliori combinando questi metodi nel tuo regime di allenamento. Questi metodi ed esercizi efficienti per sviluppare e tonificare i muscoli sono elencati di seguito:

1. Gli esercizi con più articolazioni che lavorano contemporaneamente su vari gruppi muscolari sono noti come esercizi composti. Questi allenamenti sono molto utili per

aumentare la massa muscolare e la forza generale. Squat, deadlift , bench press, overhead press e pull-up sono alcuni esempi. Gli esercizi composti ti consentono di lavorare per numerosi gruppi muscolari in un'unica azione, il che promuove un'efficace crescita muscolare.

2. **Sovraccarico progressivo:** una componente chiave della costruzione muscolare è il sovraccarico progressivo. Comporta progressivamente mettere più stress sui muscoli nel tempo. Aumentando il peso, le ripetizioni, le serie o l'intensità dei tuoi esercizi, puoi creare un sovraccarico progressivo. I tuoi muscoli si adattano e diventano più forti quando li sottoponi costantemente a difficoltà.

3. **Esercizi in isolamento:** gli esercizi di isolamento si rivolgono a particolari gruppi muscolari, permettendoti di concentrarti sulla costruzione e tonificazione di quelle parti del tuo corpo. Riccioli bicipiti, tricipiti estensioni, alzate laterali e alzate di polpaccio sono alcuni esempi. L'utilizzo di esercizi di isolamento nel tuo regime può aiutarti a definire e modellare i muscoli giusti, dandoti un aspetto tonico ed equilibrato.

4. L'allenamento a intervalli ad alta intensità (HIIT) è un tipo di esercizio che alterna rapide esplosioni di attività vigorosa con intervalli di riposo. Questo tipo di esercizio favorisce la perdita di grasso e l'aumento della resistenza muscolare. Movimenti a corpo libero come

burpees , salti tozzi e alpinisti sono spesso usati negli allenamenti HIIT. Puoi aumentare il metabolismo, bruciare calorie e tonificare i muscoli includendo HIIT nel tuo programma.

5. **Allenamento in circuito:** nell'allenamento in circuito, diversi esercizi vengono eseguiti uno dopo l'altro con poco riposo in mezzo. Funziona su una varietà di gruppi muscolari mantenendo una frequenza cardiaca elevata, che ha vantaggi sia cardiovascolari che di forza. Scegliendo una selezione di allenamenti di resistenza e aggiungendo esercizi aerobici come i jumping jack o la corda per saltare, puoi progettare il tuo circuito.

6. **Dropset e superset:** in un superset, due esercizi per vari gruppi muscolari vengono eseguiti uno

dopo l'altro senza interruzioni. Ad esempio, aggiungendo un esercizio di fila posteriore a una pressa per il petto. Aumentando la tensione e lo stress sui muscoli, questo approccio favorisce lo sviluppo muscolare e la tonificazione. I dropset comportano l'esecuzione di una serie di esercizi fino a raggiungere il cedimento, a quel punto si abbassa rapidamente il peso e si finisce la serie. Questo metodo aiuta a esaurire i muscoli e promuovere un'ulteriore crescita muscolare.

7. **Connessione mente-muscolo:** un'efficace crescita e tonificazione muscolare richiede una forte connessione mente-muscolo. Implica la concentrazione sul particolare muscolo che viene esercitato e l'impiego intenzionale di quel

muscolo durante l'esercizio. Questo metodo migliora il reclutamento e l'attivazione muscolare, che produce risultati superiori.

8. Il recupero e una corretta alimentazione sono fondamentali per la crescita e la tonificazione muscolare, così come il riposo e il tempo di recupero. Assicurati che la tua dieta sia ben bilanciata e contenga quantità adeguate di proteine, carboidrati e grassi sani per favorire la crescita e la riparazione muscolare. La guarigione e la crescita dei muscoli dipendono dal riposo e dal sonno sufficienti

Prima di iniziare qualsiasi nuovo programma di esercizi, ricorda di parlare con un personal trainer autorizzato o un operatore sanitario, soprattutto se hai problemi medici di base. Puoi rafforzare e tonificare con successo i tuoi muscoli usando questi metodi ed esercizi nel tuo programma, dandoti il corpo e la forza che desideri.

CAPITOLO 4

FLESSIBILITÀ ED EQUILIBRIO: SBLOCCARE IL POTENZIALE DEL TUO CORPO

Sebbene a volte siano componenti trascurati della forma fisica, la flessibilità e l'equilibrio sono fondamentali per la salute e il benessere generale. Una maggiore mobilità è resa possibile da una maggiore flessibilità, mentre il rischio di cadute e incidenti è ridotto da un migliore equilibrio. Puoi ottenere una varietà di vantaggi e migliorare le tue prestazioni fisiche utilizzando la flessibilità e l'equilibrio del tuo corpo. Esaminiamo il significato di equilibrio e flessibilità e apprendiamo metodi pratici per massimizzare il potenziale del tuo corpo:

1. I vantaggi della flessibilità

- **Aumento della gamma di movimento:** gli esercizi di flessibilità aiutano le articolazioni a muoversi più liberamente, il che rende più facile muoversi e svolgere compiti.

- **Prevenzione degli infortuni:** le articolazioni e i muscoli flessibili hanno meno probabilità di subire lesioni. Una maggiore flessibilità riduce il rischio di lesioni come distorsioni articolari, stiramenti muscolari e altri disturbi comuni.

- **Miglioramenti nella postura e nell'allineamento:** gli esercizi di flessibilità aiutano a mantenere una buona postura e allineamento, riducendo il rischio di squilibri muscolari e problemi posturali.

- Le attività di stretching migliorano il flusso sanguigno ai muscoli, favorendone il recupero dopo un intenso esercizio fisico e favorendo il rilassamento.

2. Strategie per aumentare la flessibilità:

- **Stretching statico:** concentrati sulla sensazione di un leggero allungamento senza dolore mentre mantieni un allungamento per 15-30 secondi per un particolare muscolo o gruppo muscolare. Ognuno si allunga due o tre volte?

- Lo stretching dinamico comporta l'esecuzione di movimenti lenti e ripetuti che ampliano progressivamente la gamma di movimento. Le oscillazioni delle gambe, i cerchi delle braccia e gli affondi a piedi sono alcuni esempi.

- Gli esercizi di stretching, equilibrio e forza sono utilizzati nello yoga e nel pilates per migliorare la flessibilità, la postura e la consapevolezza del corpo a tutto tondo.

- Rotolamento della schiuma: applica pressione sui muscoli tesi utilizzando un rullo di schiuma per alleviare la tensione e aumentare la flessibilità.

3. **I vantaggi dell'equilibrio:**

- **Prevenzione delle cadute:** avere un buon equilibrio ci aiuta a evitare di cadere, soprattutto con l'avanzare dell'età. Supporta la stabilità durante le attività regolari e gli sforzi atletici.

- **Movimento funzionale:** attività come camminare su superfici irregolari o salire le scale richiedono stabilità e coordinazione, entrambe aiutate dall'equilibrio.

- Gli esercizi di equilibrio fanno lavorare i muscoli del core, migliorando la stabilità e la forza totale del core.

4. Metodi per aumentare l'equilibrio

- **Esercizi su una gamba sola:** prova gli esercizi che richiedono l'equilibrio su una sola gamba, come gli squat su una gamba sola, gli stacchi da terra su una gamba sola o in piedi con gli occhi chiusi.

- Lo yoga e il Tai Chi implicano entrambi movimenti fluidi e posizioni di equilibrio che migliorano la coordinazione, il controllo del corpo e l'equilibrio.

- **Tavole di equilibrio e attrezzature per l'allenamento della stabilità** : per testare il tuo equilibrio e aumentare la stabilità, usa tavole di equilibrio, palle di stabilità o cuscini oscillanti.

- Esercizi per la propriocezione La capacità del tuo corpo di percepire la sua posizione e il suo movimento nello spazio è nota come propriocezione . La propriocezione può essere migliorata con esercizi come stare in piedi su cuscinetti di gommapiuma o fare esercizi mentre si chiudono gli occhi.

Puoi massimizzare il potenziale del tuo corpo e ottenere una serie di vantaggi includendo esercizi di flessibilità ed equilibrio nel tuo regime di allenamento. Per evitare danni, riscaldati sempre prima dello stretching e inizia con movimenti lenti e moderati. Nel tempo, aumenta gradualmente la difficoltà e la durata dei tuoi allenamenti. Ricordati di prestare attenzione al tuo corpo e di fermarti se senti dolore o fastidio. Gli esercizi per la flessibilità e l'equilibrio dovrebbero essere incorporati nella tua routine almeno due o tre volte alla settimana perché la coerenza è importante. Goditi il processo di scoperta di nuovi livelli di flessibilità e stabilità mentre sblocchi il potenziale del tuo corpo.

Abbracciando il significato degli esercizi di flessibilità ed equilibrio

Comprendere il valore dell'allenamento per la flessibilità e l'equilibrio è un viaggio che cambia la vita e può migliorare le prestazioni fisiche, ridurre il rischio di infortuni e migliorare il benessere generale. Puoi ottenere diversi vantaggi e realizzare il pieno potenziale del tuo corpo includendo questi esercizi nel tuo regime di fitness. Esploriamo perché fare esercizi di equilibrio e flessibilità è così importante:

1. Miglioramento delle prestazioni fisiche

- Maggiore libertà di movimento: gli allenamenti di flessibilità rendono i muscoli e le articolazioni più flessibili, migliorando la libertà di movimento. Questo può migliorare il tuo rendimento in una varietà di attività fisiche, inclusi sport, danza e persino lavori quotidiani.

- **Movimento fluido ed efficiente:** maggiore flessibilità ed equilibrio si traducono in schemi di movimento più fluidi ed efficaci. Ciò ti consentirà di lavorare in modo più preciso e aggraziato, migliorando al contempo le tue prestazioni atletiche.

2. Ridurre il rischio di lesioni:

- Rafforzare i muscoli attorno alle articolazioni attraverso esercizi di equilibrio aumenta la stabilità articolare e riduce la possibilità di distorsioni e stiramenti.

- **Migliore controllo del corpo:** attraverso allenamenti mirati, puoi migliorare l'equilibrio e la coordinazione e mantenere il controllo sui tuoi movimenti, riducendo il rischio di cadute e altri incidenti.

3. Incoraggiare il benessere generale:

- **della tensione :** le attività di equilibrio e flessibilità, come lo yoga o il tai chi, prevedono esercizi di respirazione e movimenti consapevoli che possono ridurre la tensione, incoraggiare il rilassamento e migliorare la salute mentale.

- Una migliore postura e allineamento sono resi possibili da questi esercizi, che aiutano anche a ridurre gli squilibri muscolari e lo stress posto sulle strutture del tuo corpo.
- Gli esercizi per la flessibilità e l'equilibrio aiutano a migliorare la connessione mente-corpo, il che favorisce una migliore comprensione del potenziale del tuo corpo e aumenta il tuo livello di consapevolezza generale del corpo.

4. Mantieni le tue articolazioni sane:

- **Lubrificazione articolare:** incoraggiando la produzione di liquido sinoviale, che lubrifica le articolazioni e riduce l'attrito, gli esercizi di flessibilità aiutano a preservare la salute delle articolazioni.

- **Declino ritardato correlato all'età:** la flessibilità regolare e gli esercizi di equilibrio possono aiutare a evitare la rigidità e migliorare la mobilità con l'avanzare dell'età ritardando le perdite legate all'età nella flessibilità articolare.

5. Una strategia olistica per il fitness

- L'allenamento della forza, gli allenamenti aerobici e altre forme di esercizio dovrebbero essere combinati con esercizi di flessibilità ed equilibrio per creare un regime di fitness completo che affronti tutti gli aspetti della forma fisica.

- **Esercizi per la flessibilità e l'equilibrio promuovono il movimento consapevole:** il movimento consapevole incoraggia una connessione più stretta tra corpo, mente e respiro.

Puoi liberare il potenziale del tuo corpo e intraprendere un viaggio rivoluzionario verso migliori prestazioni fisiche, meno infortuni e un maggiore benessere generale comprendendo l'importanza degli esercizi di flessibilità e bilanciamento. Stretching, yoga, tai chi o particolari attività incentrate sull'equilibrio sono solo alcuni esempi degli esercizi di flessibilità e bilanciamento che puoi incorporare nel tuo regime. Inizia con attenzione, presta attenzione al tuo corpo e aggiungi mosse più difficili con il tempo. I vantaggi sostanziali che la flessibilità e l'equilibrio offrono alla tua vita possono essere sperimentati abbracciando il processo.

Migliorare la mobilità, prevenire lesioni e migliorare la postura

Mantenere uno stile di vita sano e attivo richiede il raggiungimento di obiettivi importanti come l'aumento della mobilità, la prevenzione degli infortuni e il miglioramento della postura. Puoi avvicinarti molto di più al raggiungimento di questi obiettivi aggiungendo allenamenti particolari e sviluppando pratiche consapevoli . Diamo un'occhiata a come l'aumento della mobilità, la prevenzione degli incidenti e la correzione della postura possono contribuire al tuo benessere:

1. Aumentare la mobilità

- È possibile ottenere una maggiore libertà di movimento con regolari esercizi di mobilità come lo stretching e la mobilizzazione articolare. Puoi muoverti più facilmente e svolgere attività con più facilità grazie a questo.

- Mantenere e migliorare la mobilità aiuta a mantenere e migliorare la salute e la funzione delle articolazioni. Questo può ridurre il disagio articolare, la rigidità e la possibilità di sviluppare malattie come l'artrite.

- **Movimento funzionale:** una maggiore mobilità consente di svolgere le attività quotidiane più rapidamente e con meno sforzo. Assiste movimenti come piegarsi, allungarsi e torcersi, il che migliora la qualità della vita in generale.

2. **Evitare gli incidenti:**

- **Flessibilità ed elasticità dei muscoli:** Avere muscoli flessibili riduce il rischio di strappi e stiramenti muscolari durante l'attività fisica. Consente ai muscoli di adattarsi e reagire a movimenti rapidi o cambi di direzione in modo efficiente.

- **Stabilità articolare:** eseguendo allenamenti specifici, puoi rafforzare i muscoli intorno alle articolazioni e migliorare la stabilità. Attraverso un maggiore supporto e controllo, questo aiuta a evitare lesioni comuni tra cui distorsioni e lussazioni.

- **Tecnica e allineamento del corpo:** l'uso della forma e della tecnica giuste quando ci si impegna in diverse attività, come sollevare pesi o praticare sport, riduce la possibilità di lesioni causate da schemi di movimento scadenti.

3. **Ottimizzazione della postura**

- **Allineamento della colonna vertebrale:** mantenere una buona postura aiuta la colonna vertebrale a rimanere nella posizione corretta, alleviando lo stress su collo, spalle e schiena. Può aiutare a ridurre il disagio ed evitare problemi di postura a lungo termine.

- **Simmetria e allineamento muscolare:** la correzione degli squilibri muscolari con attività che migliorano la postura può migliorare la simmetria e l'allineamento muscolare. Ciò incoraggia un migliore supporto posturale e riduce la possibilità di problemi muscoloscheletrici.

- **Positività e presenza:** una buona postura migliora il tuo aspetto nel suo insieme e trasuda sicurezza. Può avere un buon effetto sia su come ti vedi sia su come ti vedono gli altri.

Prendi in considerazione l'aggiunta dei seguenti esercizi al tuo programma per aumentare la mobilità, ridurre gli infortuni e migliorare la postura:

- Regolari esercizi di flessibilità e stretching aiutano ad aumentare l'elasticità muscolare e la mobilità articolare.
- Gli esercizi che migliorano la stabilità generale attraverso l'allenamento della forza si concentrano sui muscoli che sostengono le articolazioni.
- Yoga, Pilates e tai chi sono esempi di esercizi di movimento consapevole che enfatizzano l'allineamento ottimale, la consapevolezza del corpo e la postura.
- Apporta modifiche ergonomiche al tuo spazio di lavoro e alla routine

quotidiana per supportare una buona postura.

- perseguire uno stile di vita sano e attivo che incorpori una serie di esercizi che utilizzano varie regioni muscolari e modelli di andatura.

Ricorda di prestare attenzione al tuo corpo, inizia lentamente e chiedi consiglio a un medico o a un professionista del fitness autorizzato se hai particolari condizioni o preoccupazioni. Puoi aumentare la tua mobilità, prevenire infortuni e migliorare la tua postura con uno sforzo costante e un approccio ponderato, migliorando il tuo benessere generale e permettendoti di vivere una vita più attiva e senza dolore.

CAPITOLO 5

LA CONNESSIONE MENTE-CORPO: ESERCIZIO COME CATALIZZATORE PER IL BENESSERE MENTALE

Esplorare il profondo impatto dell'esercizio sulla salute mentale

L'esercizio funge da catalizzatore per aumentare la salute mentale a causa del forte legame mente-corpo. L'attività fisica regolare ha un impatto positivo sulla tua salute mentale ed emotiva oltre che sulla tua salute fisica. Diamo un'occhiata ad alcuni dei sorprendenti modi in cui l'esercizio fisico migliora la salute mentale:

1. **Elevazione dell'umore**

- **Rilascio di endorfine:** le endorfine, o ormoni del "benessere", vengono rilasciate a seguito dell'esercizio. Queste sostanze chimiche del cervello contribuiscono all'elevazione dell'umore, alla riduzione del dolore e alla riduzione dello stress.

- **Stress e ansia ridotti:** l'esercizio fisico riduce il rilascio di ormoni dello stress e favorisce il rilassamento, agendo come un antistress naturale. Può alleviare i sintomi dell'ansia e infondere un senso di tranquillità.

- **Aumento della serotonina e della dopamina:** la serotonina e la dopamina sono neurotrasmettitori legati alle emozioni di felicità, piacere e benessere generale. L'esercizio migliora la produzione e la disponibilità di questi neurotrasmettitori.

2. Riduzione dello stress:

- L'esercizio fisico è un ottimo modo per eliminare lo stress e l'ansia che si sono accumulati. Ti consente di gestire meglio lo stress rifocalizzando la tua attenzione e la tua energia.
- **Meccanismi di coping migliorati:** aumentando la resilienza e dandoti un senso di controllo su situazioni difficili, l'esercizio fisico regolare può aiutarti a far fronte meglio allo stress.
- **Miglioramento della memoria e della chiarezza mentale:** l'esercizio fisico favorisce un aumento del flusso sanguigno al cervello, che può migliorare la memoria e la chiarezza mentale, nonché le prestazioni cognitive. Di conseguenza, viene

supportata una migliore gestione dello stress.

3. Problemi di salute mentale:

- È stato dimostrato che l'esercizio fisico è utile per ridurre i segni ei sintomi della depressione e dell'ansia. Può migliorare il tuo umore, aumentare la tua autostima e darti un senso di realizzazione.
- L'esercizio fisico può essere utilizzato come terapia supplementare per problemi come tristezza, ansia e persino disturbo da deficit di attenzione e iperattività (ADHD) ed è stato collegato a un minor rischio di disturbi mentali.

4. Immagine corporea e autostima:

- **Fiducia nel corpo:** allenarsi regolarmente e raggiungere i propri obiettivi di fitness può migliorare l'immagine del proprio corpo e aumentare la fiducia in se stessi.

L'esercizio favorisce la fiducia in se stessi, l'accettazione di sé e il godimento del proprio corpo.

- La partecipazione a sport di squadra o esercizi di gruppo può offrire possibilità di connessione sociale, sostegno e senso di appartenenza, tutti elementi che possono avere un buon effetto sull'autostima.

5. Vantaggi cognitivi

- **Aumento dell'acutezza mentale e della concentrazione:** l'esercizio fisico regolare è stato associato a una maggiore funzione cognitiva, che include una migliore concentrazione, attenzione e capacità di risoluzione dei problemi.

- Miglioramento della memoria: l'esercizio incoraggia lo sviluppo di nuove cellule cerebrali, che migliorano la memoria e l'apprendimento.

Per massimizzare gli effetti positivi dell'esercizio sulla salute mentale:

- **Trova gli esercizi che ti piacciono:** avrai maggiori probabilità di persistere con un programma di fitness se lo trovi divertente e interessante.

- **Stabilisci obiettivi raggiungibili:** per avere successo e fare progressi, stabilisci obiettivi di esercizio che siano raggiungibili e realistici.

- Metti la coerenza al primo posto: anche se sono più brevi, cerca di impegnarti in frequenti sessioni di allenamento. Ottenere i vantaggi dell'esercizio per la salute mentale richiede coerenza.

- **Combina la forza e l'esercizio aerobico:** per i massimi vantaggi per la salute mentale, combina esercizi aerobici come il jogging o il nuoto con attività di allenamento della forza come il sollevamento pesi o esercizi a corpo libero.

- Pratica la consapevolezza: per rafforzare la connessione mente-corpo e promuovere il benessere mentale, prendi parte ad attività consapevoli come lo yoga o il tai chi.

Ricorda sempre di prestare attenzione al tuo corpo, di muoverti alla tua velocità e di consultare un medico se hai problemi di salute sottostanti. Puoi beneficiare degli incredibili vantaggi dell'esercizio e promuovere una sana connessione mente-corpo per un'esistenza più felice e più sana adottando l'esercizio come catalizzatore per il benessere mentale.

Gestire lo stress, migliorare l'umore e potenziare la funzione cognitiva

Il mantenimento del benessere totale richiede il controllo dello stress, l'elevazione dell'umore e il miglioramento delle capacità cognitive. Trovare metodi pratici per aiutare la nostra salute mentale nella società frenetica di oggi è essenziale. Fortunatamente, l'esercizio fisico fornisce un potente rimedio per affrontare questi problemi. Esaminiamo come l'esercizio fisico può ridurre lo stress, elevare l'umore e migliorare la funzione cognitiva:

1. **Controllo dello stress:**

- **Regolazione degli ormoni dello stress:** l'esercizio fisico abbassa i livelli di cortisolo nel corpo e incoraggia una risposta allo stress più equilibrata regolando la sintesi degli ormoni dello stress come il cortisolo .

- L'esercizio offre un canale per rilasciare fisicamente la tensione e lo stress represso, producendo rilassamento e una sensazione di serenità.

- L'esercizio fisico può servire come diversivo mentale dalle tensioni, permettendoti di cambiare la tua concentrazione e riorientare la tua energia mentale.

2. Umore in aumento

- L'esercizio provoca il rilascio di endorfine, che sono le sostanze naturali che migliorano l'umore del cervello. Questo può aiutare a ridurre l'ansia, la disperazione e gli sbalzi d'umore in generale.

- L'esercizio fisico aumenta la disponibilità e la produzione di serotonina e dopamina, due neurotrasmettitori legati alla motivazione, al piacere e alla felicità.

- Autoefficacia e fiducia: raggiungere traguardi di fitness o passare attraverso lo sviluppo personale attraverso l'esercizio può aumentare l'autostima, l'autoefficacia e la disposizione generale.

3. **Miglioramento del processo cognitivo:**

- **Aumento del flusso sanguigno al cervello:** l'esercizio stimola la circolazione sanguigna, che aumenta la quantità di ossigeno e sostanze nutritive che raggiungono il cervello, migliorando la funzione cognitiva e promuovendo la salute del cervello.

- Esercitati regolarmente per sostenere la neuroplasticità , la capacità del cervello di riorganizzare e creare nuove connessioni. La memoria, l'apprendimento e la flessibilità mentale ne traggono beneficio.

- **Concentrazione e chiarezza mentale:** l'attività fisica può promuovere la chiarezza mentale, aumentare la concentrazione e migliorare le prestazioni cognitive generali.

Per includere l'esercizio nella tua routine per la gestione dello stress, il miglioramento dell'umore e il miglioramento delle funzioni cognitive:

- Scopri le attività che ti piacciono: per migliorare la motivazione e la sostenibilità, scegli gli esercizi che ti piacciono davvero.
- Stabilisci obiettivi raggiungibili: fissa obiettivi raggiungibili che siano in linea con il tuo livello di forma fisica e programma per sentire crescita e realizzazione.
- Impegnarsi regolarmente in attività aerobica Obiettivo per almeno 150 minuti a settimana di esercizio di intensità moderata o 75 minuti a settimana di esercizio intenso.

- Utilizzare l'allenamento della forza Per migliorare la forza muscolare e la forma fisica generale, incorporare esercizi di allenamento della forza almeno due volte a settimana.

- La coerenza è importante, quindi sforzati di allenarti regolarmente durante la settimana per raccogliere i frutti nel tempo.

- Presta attenzione ai segnali del tuo corpo ed evita lo sforzo eccessivo ascoltandolo. Per la salute generale, è indispensabile dormire a sufficienza e recuperare.

Puoi controllare efficacemente lo stress, elevare l'umore e migliorare la funzione cognitiva aggiungendo esercizio alla tua routine. Accetta la capacità dell'attività fisica di migliorare la tua salute mentale e aprire la porta a un'esistenza migliore, più felice e più equilibrata.

CAPITOLO 6

PERSONALIZZARE LA TUA ROUTINE DI FITNESS: PROGETTARE UN PIANO DI ESERCIZI CHE FUNZIONI PER TE

Valutare i tuoi obiettivi di fitness e creare un regime di allenamento personalizzato

Il segreto per raggiungere i tuoi obiettivi di fitness e mantenere un regime di fitness sostenibile è creare un piano di attività che funzioni per te. Ogni persona è diversa, nei suoi gusti, bisogni e gradi di forma fisica. Puoi costruire un regime di allenamento specificamente adattato alle tue esigenze e che si integri perfettamente nel tuo stile di vita. Ecco come creare un programma di esercizi adatto alle tue esigenze:

1. **Determina i tuoi obiettivi e il livello di forma fisica:**

- Imposta obiettivi specifici: determina gli obiettivi che hai per il tuo programma di allenamento. Chiarire i tuoi obiettivi aiuterà la tua strategia di allenamento, sia che si tratti di perdita di pcso, crescita muscolare, miglioramento della salute cardiovascolare o benessere generale.

- Valutare il tuo livello di forma fisica Per scoprire dove ti trovi, valuta il tuo attuale livello di forma fisica.

Pensa a cose come forza, equilibrio, flessibilità e resistenza cardiovascolare. La selezione degli esercizi e la definizione degli obiettivi saranno aiutati da questa valutazione.

2. **Prendi in considerazione le tue preferenze e i tuoi interessi** :

- **Trova esercizi che ti piacciono davvero:** scegli gli esercizi che ti piacciono davvero. Correre, nuotare, ballare, andare in bicicletta o partecipare a sport di squadra sono alcuni esempi. È più probabile che tu rimanga con esso e mantenga la tua motivazione se ti piace l'attività.

- **Diversità e flessibilità:** per mantenere il tuo regime fresco ed evitare la monotonia, mescola i tuoi esercizi. Considera esercizi che possono essere svolti anche in molti contesti, come attività al chiuso o all'aperto, in base ai tuoi gusti e alle risorse che hai a disposizione.

3. **Stabilisci obiettivi definiti e realistici:**

- Stabilisci obiettivi SMART, che sono definiti come specifici, misurabili, realizzabili, pertinenti e limitati nel tempo. Invece di fissare un obiettivo generale come "mettersi in forma", ad esempio, prova a "correre una gara di 5 km entro tre mesi" o "fare dieci flessioni senza pause".

- **Avanzamento graduale:** man mano che il tuo livello di forma fisica aumenta, aumenta gradualmente l'intensità, la durata o la frequenza dei tuoi allenamenti iniziando con obiettivi più gestibili. Questa strategia riduce la possibilità di lesioni consentendo al corpo di adattarsi.

4. Pianifica i tuoi allenamenti:

- **Determina la tua frequenza settimanale:** scegli il numero di giorni alla settimana che puoi dedicare all'allenamento. Per consentire al tuo corpo di guarire, trova un equilibrio tra costanza e giorni di riposo.

- **Gestione del tempo:** pensa al tuo piano giornaliero e scegli gli orari che ti si addicono di più. Scegli un momento che puoi dedicare costantemente ai tuoi allenamenti, che sia la mattina, durante il pranzo o la sera.

5. Chiedi consiglio a un professionista:

- **Consulta un professionista del fitness:** se non sai da dove cominciare o hai bisogno di aiuto per creare un piano di attività, pensa di parlare con un professionista del fitness come un personal trainer o un fisiologo. Possono fornirti consigli personalizzati, dimostrare una buona forma e assisterti nello sviluppo di una strategia efficiente basata sui tuoi obiettivi e talenti.

6. **Prendi nota del tuo corpo:**

- **Dai priorità al relax e al recupero:** per ridurre al minimo il sovrallenamento e ridurre la possibilità di infortuni, concediti abbastanza tempo per rilassarti e recuperare. Presta attenzione ai segnali del tuo corpo e modifica la quantità di esercizio o prendi giorni di riposo se necessario.

- **Adatta come richiesto:** sii adattabile con la tua strategia e apporta le modifiche necessarie. Potrebbe essere necessario modificare il regime di allenamento a seguito di eventi della vita, infortuni o obiettivi mutevoli. Sii flessibile e, se necessario, cerca altri esercizi o hobby.

È necessario creare un programma di fitness personalizzato per il successo e il divertimento a lungo termine. Tieni presente che la perseveranza, l'impegno e una prospettiva positiva sono essenziali. Intraprenderai un viaggio di fitness unico per te personalizzando il tuo allenamento in modo che coincida con i tuoi obiettivi, interessi e abilità, fornendo un'esperienza sostenibile e gratificante.

Suggerimenti per rimanere motivati e superare le barriere comuni all'esercizio

Mantenere il tuo entusiasmo e andare oltre i tipici ostacoli all'esercizio potrebbe essere difficile, ma con le tecniche appropriate puoi avere successo. Ecco alcuni suggerimenti per aiutarti a mantenere la motivazione e superare i tipici blocchi stradali dell'allenamento:

1. **Stabilire obiettivi ragionevoli:** stabilire obiettivi di fitness SMART (specifici, misurabili, raggiungibili, pertinenti e con limiti di tempo) che siano ragionevoli e fattibili. Per rendere i tuoi obiettivi più gestibili e misurabili, dividili in traguardi più piccoli.

2. Scopri il tuo perché Scopri perché desideri allenarti. Ricordare a te

stesso le tue motivazioni ti aiuterà a rimanere dedicato e concentrato, sia che si tratti di raggiungere un determinato traguardo di fitness, ridurre lo stress o migliorare la tua salute.

3. **Rendi il tuo ambiente favorevole:** circondati di persone positive e stimolanti che condividono i tuoi valori. Unisciti alle comunità online che si concentrano sul fitness, iscriviti a lezioni di fitness o trova un compagno di allenamento.

4. **Scegli esercizi e attività fisiche che ti piacciono davvero:** trova attività divertenti in cui impegnarti. È più probabile che tu rimanga motivato e non vedi l'ora di allenarti se ti diverti mentre ti alleni.

5. Cambia la tua routine: aggiungi diversità ai tuoi allenamenti per

prevenire la noia. Per mantenere le cose fresche ed evitare la monotonia, prova una varietà di metodi di allenamento, cambia il tuo programma o scopri nuove attività all'aperto.

6. **Pianifica i tuoi allenamenti:** pianifica i tuoi allenamenti nel tuo calendario come faresti con altri appuntamenti importanti. Stabilisci un programma e cerca di rispettarlo il più possibile poiché la coerenza è importante.

7. **Imposta ricompense:** concediti una sorpresa per aver raggiunto traguardi o terminato allenamenti difficili. Concediti un massaggio, investi in nuove attrezzature per esercizi o premiati con un trattamento nutriente che supporta i tuoi obiettivi di fitness.

8. Tieni un registro dei tuoi allenamenti, misurazioni e risultati per tenere traccia dei tuoi progressi. Può essere abbastanza motivante vedere i tuoi progressi documentati su carta o attraverso applicazioni di monitoraggio della forma fisica, che possono servire come promemoria costante del tuo successo.

9. **Supera i limiti di tempo:** se il tempo è un problema, dividi i tuoi allenamenti in sessioni più gestibili e più brevi. Includi l'attività fisica nella tua routine, ad esempio camminando durante la pausa pranzo o scegliendo le scale piuttosto che l'ascensore.

10. **Sii resiliente e adattivo:** poiché la vita è imprevedibile, potrebbero esserci occasioni in cui i tuoi allenamenti programmati

vengono interrotti. Evita di arrendersi essendo adattabile e flessibile. Trova altri metodi per essere attivo, come praticare esercizi a corpo libero quando non puoi andare in palestra o guardare video di allenamento a casa.

11. **Fai della cura di te una priorità:** dai priorità al riposo e al recupero per prenderti cura del tuo corpo e della tua mente. Per evitare il burnout e le lesioni, concediti abbastanza riposo, cibo sano e tempi di inattività.

12. Trova un compagno di responsabilità o iscriviti a un gruppo di fitness che ti riterrà responsabile del tuo programma di esercizi. Avere un partner con cui discutere del tuo sviluppo, delle tue difficoltà e dei

tuoi risultati può aumentare la tua motivazione e il tuo sostegno.

Tieni presente che la motivazione può cambiare nel tempo, ma mettendo in pratica queste idee e dedicandoti ai tuoi obiettivi, puoi superare gli ostacoli tipici e mantenere un programma di esercizi regolari. Festeggia i tuoi successi, abbraccia il viaggio e continua a lavorare per uno stile di vita più sano e più attivo.

CAPITOLO 7

ESERCIZIO PER LA VITA: INTEGRAZIONE DELL'ATTIVITÀ FISICA NELLA TUA ROUTINE QUOTIDIANA

Abbracciare uno stile di vita attivo oltre le sessioni di allenamento strutturate

L'attività fisica regolare è un impegno per tutta la vita per la tua salute e il tuo benessere, non solo un progetto a breve termine o una moda passeggera. Puoi goderti i vari vantaggi dell'esercizio e renderlo una parte vitale della tua vita includendolo nella tua routine quotidiana.

1. **Inizia in piccolo:** è importante iniziare in piccolo e aumentare gradualmente il livello di attività se sei nuovo nell'esercizio o non sei attivo da un po'. Inizia aggiungendo brevi periodi di esercizio alla tua giornata, come camminare velocemente durante la pausa pranzo o scegliere le scale piuttosto che l'ascensore. Queste azioni modeste possono gettare le basi per uno stile di vita più attivo.

2. **Trova le attività che ti piacciono:** il segreto per sviluppare il fitness come abitudine per tutta la vita è prendere parte alle attività fisiche che ti piacciono. Prova varie attività, come ballare, fare escursioni, nuotare o andare in bicicletta, per vedere cosa ti rende felice e soddisfatto. L'esercizio diventa meno un lavoro

ingrato e più un'esperienza gratificante quando apprezzi quello che stai facendo.

3. **Rendila un'abitudine quotidiana:** quando si tratta di fare esercizio, la costanza è la chiave . Anche se dura poco, cerca di includere qualche forma di attività fisica nella tua routine quotidiana. Proprio come faresti per qualsiasi altro compito importante della tua giornata, programma un orario specifico per l'esercizio. Renderlo un'abitudine rende più semplice rimanere in pista e dare la massima priorità alla tua salute.

4. **Essere consapevoli del comportamento sedentario:** data la prevalenza del comportamento sedentario al giorno d'oggi, è importante tenere traccia del tempo

che si trascorre seduti o inattivi. Cerca opportunità per fare stretching, fare una breve passeggiata o eseguire alcuni semplici esercizi per interrompere lunghi periodi di seduta. Pensa all'impiego di postazioni di lavoro in piedi, alle pause attive o all'inclusione dell'attività fisica nelle attività del tempo libero.

5. Riconosci che potrebbe essere necessario modificare il tuo programma di allenamento per adattarsi alle mutevoli fasi della vita, agli obblighi professionali e alle situazioni personali. Anche quando le cose sono impegnate, sii adattabile e trova metodi inventivi per mantenerti attivo. Se hai poco tempo, pensa a combinare l'allenamento a intervalli ad alta intensità (HIIT) o

esercizi rapidi e intensi che offrono il massimo dei risultati nel minor tempo possibile.

6. **Stabilisci obiettivi realizzabili:** stabilisci obiettivi in linea con le tue capacità e priorità principali. Stabilire degli obiettivi ti offre qualcosa su cui lavorare e ti mantiene motivato, che si tratti di finire una corsa di 5K, diventare un esperto in una certa postura yoga o aumentare la tua forza. Per tenere traccia dei tuoi progressi e riconoscere i risultati ottenuti lungo il percorso, dividi gli obiettivi più grandi in traguardi più gestibili.

7. **Cerca la diversità:** aggiungendo diversità ai tuoi allenamenti, puoi evitare di raggiungere un plateau di fitness. Per mantenere le cose interessanti, prova varie cose, varia i

tuoi allenamenti o iscriviti a programmi di gruppo. La varietà non solo ti impedisce di annoiarti, ma spinge anche il tuo corpo in varie direzioni, migliorando la tua forma fisica generale.

8. **Prendi nota del tuo corpo:** presta attenzione ai segnali del tuo corpo e modifica il tuo piano di allenamento se necessario. L'attività fisica è vitale, ma lo sono anche il riposo e il recupero. Per evitare infortuni e burnout, concediti il tempo di recuperare, soprattutto dopo allenamenti impegnativi.

9. Trova ispirazione e fonti motivazionali che ti parlano per rimanere motivato. Questo può essere trovare un gruppo che sia incoraggiante, tenere traccia dei tuoi progressi o premiarti quando

raggiungi determinati obiettivi. Circondati di persone che ti sosterranno e ti motiveranno mentre persegui uno stile di vita sano.

10. **Accetta i vantaggi:** Oltre a migliorare la tua salute fisica, l'esercizio fisico regolare ha molti altri vantaggi. Migliora l'umore, riduce lo stress, migliora la funzione cognitiva, aumenta l'energia e favorisce un sonno migliore. Accetta e valuta questi vantaggi come promemoria regolare degli effetti benefici che l'esercizio ha sulla tua salute generale.

Puoi investire nella tua salute attuale e creare le condizioni per un futuro sano includendo l'attività fisica nella tua routine quotidiana. Fai dell'esercizio una priorità nella tua vita e raccogli i benefici duraturi.

Incorporare il movimento nelle attività quotidiane per benefici per la salute a lungo termine

Un'ottima strategia per migliorare la salute a lungo termine è incorporare il movimento nelle attività quotidiane. Puoi includere l'attività fisica nella tua routine quotidiana per renderla più divertente e sostenibile. La tua salute generale, i livelli di energia e il benessere possono essere migliorati incorporando il movimento nelle attività quotidiane. Ecco alcuni suggerimenti utili per includere il movimento nelle attività quotidiane:

Prendi in considerazione l'utilizzo di camminare o andare in bicicletta come mezzo di trasporto per percorrere piccole distanze piuttosto che utilizzare solo un'auto o il sistema di trasporto pubblico.

Questi mezzi di trasporto ecologici, convenienti e fisicamente attivi sono un ottimo modo per spostarsi quando si fanno commissioni o si va al lavoro.

Fare pause attive: fai delle pause attive per interrompere lunghi periodi di seduta. Ogni ora, imposta un timer che ti ricordi di alzarti e muoverti. Fai stretching, esegui un piccolo allenamento o fai una breve passeggiata in casa o sul posto di lavoro. Questi piccoli periodi di mobilità possono aiutare ad aumentare l'energia, migliorare la circolazione e contrastare le conseguenze dannose della seduta prolungata.

includi le faccende domestiche: approfitta della possibilità di svolgere attività fisica includendo le faccende domestiche. Muoversi mentre fai lavori come passare l'aspirapolvere, spazzare, pulire, fare giardinaggio e pulire può aiutarti a bruciare calorie e costruire muscoli. Rendi le tue faccende divertenti e coinvolgenti accendendo un po' di musica.

Partecipare al tempo libero attivo: ricercare alternative attive alle attività ricreative sedentarie. Fai escursioni, nuota, balla, pratica uno sport o partecipa ad attività all'aperto come il campeggio o il giardinaggio. Oltre a incoraggiare la forma fisica, questi hobby offrono anche un rinnovamento mentale ed emotivo.

Scegliere le scale: quando possibile, prendi le scale piuttosto che una scala mobile o un ascensore. Un ottimo approccio per usare i muscoli delle gambe, migliorare la salute cardiovascolare e bruciare calorie è salire le scale. La tua quantità di esercizio quotidiano può cambiare in modo significativo con un semplice cambiamento.

Includere il movimento quando si guarda la TV o si utilizzano dispositivi elettronici: se si scopre che si trascorre molto tempo guardando la TV o utilizzando dispositivi elettronici, prendere l'abitudine di includere il movimento quando si è sedentari. Fai esercizi come flessioni, affondi o squat durante le interruzioni pubblicitarie. Guarda i tuoi programmi televisivi o film preferiti mentre usi un tapis roulant o una bici da fitness. Puoi farlo per incorporare l'intrattenimento con l'esercizio.

Prendi in considerazione l'integrazione di scelte di socializzazione attiva piuttosto che incontrare solo amici o familiari per cibo o bevande. Organizza un evento sportivo amichevole, fai un trekking insieme o vai in bicicletta. Ti allenerai e trascorrerai del tempo con i tuoi cari oltre a goderti del tempo di qualità.

Rendere il movimento una priorità: cambia la tua prospettiva per spostare una priorità nelle tue attività quotidiane. Cerca opportunità per essere attivo, come scegliere un hobby attivo o un'attività per il tempo libero, percorrere la strada più lunga verso la tua destinazione, parcheggiare più lontano dalla porta, ecc. Includerai inevitabilmente più attività fisica nella tua routine se dai la priorità al movimento.

Per i benefici per la salute a lungo termine, è efficace incorporare il movimento nelle attività quotidiane. Tieni presente che anche i più piccoli aggiustamenti possono portare a uno stile di vita più attivo e sano. Quindi inizia oggi incorporando il movimento nella tua routine quotidiana e assapora i benefici che ha sul tuo benessere generale.

CAPITOLO 8

SUPERARE LE SFIDE: STRATEGIE PER MANTENERE LA COERENZA E SUPERARE GLI ALTIPIANI

Superare gli ostacoli e rimanere impegnati nel tuo percorso di allenamento

Quando si tratta di mantenere una routine di allenamento e godere dei vantaggi a lungo termine, la costanza è essenziale. D'altra parte, gli ostacoli e gli altipiani sono all'ordine del giorno durante il viaggio. La buona notizia è che puoi usare le tattiche per aggirare queste sfide e mantenere la rotta. Di seguito sono riportati alcuni metodi sensati per sostenere la coerenza e superare gli altipiani nel tuo percorso di fitness:

1. **prima obiettivi realizzabili** , stabilisci obiettivi raggiungibili e ragionevoli. Di conseguenza sarai più motivato e focalizzato sul laser. Dividi i tuoi obiettivi più ambiziosi in fasi più gestibili. Festeggia i tuoi successi lungo la strada per mantenerti ispirato ad andare avanti.

2. **Trova la tua motivazione:** decidi cosa ti spinge ad allenarti. Può migliorare la tua salute, aumentare la tua energia, abbassare il livello di stress o raggiungere un determinato obiettivo di fitness. Di fronte a ostacoli o mancanza di motivazione,

continua a ricordare a te stesso la tua motivazione.

3. **Crea un programma:** crea un programma che funzioni per te programmando i tuoi allenamenti in anticipo. Considera questi incontri con te stesso come appuntamenti non negoziabili. Trova un momento della giornata che funzioni con il tuo programma e si adatti al tuo livello di energia. L'esercizio dovrebbe essere una priorità assoluta nel tuo programma poiché la coerenza si sviluppa attraverso la regolarità.

4. **Cambia il tuo programma:** quando il tuo corpo si abitua a un programma di esercizi, possono verificarsi altipiani. Per superare questo, mescola le tue routine aggiungendo nuovi esercizi, tecniche di allenamento o programmi di

fitness. Ciò mantiene i tuoi allenamenti interessanti e sfida il tuo corpo in modi diversi, prevenendo il ristagno.

5. **Cerca una guida professionale:** pensa ad assumere un istruttore di fitness o un personal trainer che possa offrire indicazioni ed esperienza. Possono creare un piano di allenamento specifico per te in base ai tuoi obiettivi, verificare la forma e la tecnica appropriate e aiutarti a superare gli altipiani introducendo nuovi esercizi o metodi di allenamento.

6. **Tieni traccia dei tuoi progressi:** tieni traccia dei tuoi esercizi, progressi e successi. Osservare i tuoi progressi e i progressi che hai raggiunto può ispirarti. Per tenere traccia dei tuoi livelli di allenamento,

stabilire obiettivi e monitorare il tuo sviluppo nel tempo, utilizza un taccuino per il fitness, un'app per smartphone o un fitness tracker indossabile.

7. **Trova un partner per la responsabilità:** Avere qualcuno che ti ritenga responsabile migliorerà enormemente la tua coerenza. Trova un compagno di allenamento o iscriviti a un corso o a un club dove puoi incontrare altri con interessi e aspirazioni simili. La coerenza può essere notevolmente migliorata sostenendosi e incoraggiandosi a vicenda.

8. **Sii gentile con te stesso e rimani positivo:** durante il tuo viaggio di fitness, pratica la gentilezza verso te stesso e rimani flessibile. Riconosci che puoi sperimentare fallimenti o

giorni in cui ti manca la motivazione. Accetta queste circostanze come possibilità di sviluppo e adattabilità. Se necessario, modifica le tue routine o prova una strategia diversa, ma non dimenticare mai di andare avanti.

9. **Imposta prima il recupero:** gli altipiani possono occasionalmente essere un'indicazione che il tuo corpo ha bisogno di tempo sufficiente per rilassarsi e riprendersi. Assicurati di programmare i giorni di riposo nel tuo programma e di dedicarti ad attività di cura personale come rotolare la schiuma, fare stretching e dormire a sufficienza. Prendendoti cura del tuo corpo, puoi recuperare il più rapidamente possibile ed evitare il burnout.

10.   **Festeggia i tuoi successi:** mentre procedi, riconosci e celebra i tuoi successi. Prenditi un po' di tempo per festeggiare e coccolarti quando raggiungi un traguardo di fitness, superi una situazione difficile o vedi miglioramenti nella tua forza o resistenza. Rimarrai energico ed entusiasta di continuare il tuo viaggio grazie a questo feedback incoraggiante.

Tieni presente che sostenere la coerenza e superare gli altipiani richiede tolleranza per il fallimento, tenacia e flessibilità. Puoi superare gli ostacoli, rompere gli altipiani e sperimentare progressi continui nella tua ricerca per diventare una versione più sana e in forma di te stesso mettendo in pratica queste tecniche e rimanendo dedicato ai tuoi obiettivi di fitness.

Risoluzione dei problemi comuni e superamento degli altipiani del fitness

È normale imbattersi in ostacoli e raggiungere altipiani di fitness quando si cerca di mantenere un programma di allenamento regolare. Questi ostacoli possono mettere alla prova la tua determinazione a mantenere i tuoi obiettivi. Per continuare ad andare avanti nel tuo viaggio di fitness, puoi superare gli ostacoli tipici e rompere gli altipiani essendo proattivo e risolvendo i problemi nel tuo approccio. Di seguito sono riportati alcuni suggerimenti per aiutarti a superare le sfide e superare gli altipiani:

1. **Considera la tua routine:** considera il tuo attuale regime di fitness a distanza. Ti senti monotonia o noia? Fai abbastanza sforzo? Includete una

serie di allenamenti? Esamina la tua routine e annota eventuali aree di miglioramento o aggiunte per mantenere le cose interessanti e stimolanti.

2. **Stabilisci obiettivi precisi:** stabilire obiettivi precisi potrebbe aiutarti a rimanere motivato e concentrato. Invece di provare solo a "metterti in forma", fai piani specifici come finire un 5K, sollevare una certa quantità di peso o imparare una nuova postura yoga. Per tenere traccia dei tuoi progressi e rimanere motivato, dividi i tuoi obiettivi più grandi in traguardi più gestibili e più piccoli.

3. **Varia i tuoi allenamenti:** evitare gli altipiani richiede varietà nei tuoi allenamenti. Includere una varietà di esercizi, tra cui l'interval training,

l'allenamento della forza, l'allenamento della flessibilità e le attività cardiovascolari. Prova nuove lezioni di ginnastica, scopri attività all'aria aperta o gioca con vari strumenti di esercizio. Cambiando il tuo regime, spingi il tuo corpo, coinvolgi la tua mente e usi diversi gruppi muscolari.

4. **Aumenta l'intensità:** quando il tuo corpo si abitua all'intensità dell'allenamento attuale, possono verificarsi degli altipiani. Aumentare gradualmente l'intensità dell'allenamento ti aiuterà ad avere successo. Pesi aumentati, più ripetizioni o serie, sessioni di allenamento più lunghe o l'uso dell'interval training possono essere utilizzati per raggiungere questo obiettivo. Estendersi al di fuori della

propria zona di comfort incoraggia lo sviluppo continuo.

5. Imposta il recupero e il riposo come una priorità assoluta. Il burnout può essere prevenuto e gli altipiani possono essere superati riposandosi e recuperando a sufficienza. Assicurati che il tuo corpo abbia ampi tempi di inattività tra gli allenamenti. Includere giorni di riposo, impegnarsi in strategie di recupero attivo come il rotolamento della schiuma e lo stretching e porre l'accento sul dormire a sufficienza. Prendersi cura del proprio corpo favorisce la massima crescita muscolare e il ripristino.

6. Tieni un registro dei tuoi allenamenti, misurazioni e risultati per tenere traccia dei tuoi progressi. Puoi vedere fino a che punto sei

arrivato e rimanere responsabile tenendo traccia dei tuoi progressi. Utilizza un gadget indossabile, un diario di allenamento o un'app di fitness per tenere traccia delle tue attività, tenere traccia dei tuoi progressi e individuare eventuali potenziali aree problematiche.

7. **Cerca un consiglio professionale:** se hai problemi a superare gli altipiani o stai affrontando difficoltà particolari, potresti parlare con un esperto di fitness come un personal trainer o un fisiologo dell'esercizio. Possono valutare la tua routine attuale, offrire consigli competenti e creare un programma su misura per aiutarti a superare gli ostacoli e raggiungere i tuoi obiettivi.

8. Crea un sistema di ricompense per te stesso per rimanere motivato e

riconoscere i tuoi risultati. Dopo aver raggiunto un obiettivo di fitness o terminato un allenamento difficile, premiati con qualcosa che ti piace. Può essere un massaggio rilassante, un nuovo abbigliamento fitness alla moda o un'attività divertente che stavi aspettando. I premi servono come rinforzo motivazionale e offrono un rinforzo positivo.

9. **Trova un partner responsabile:** lavorare insieme a qualcuno che ha aspirazioni di fitness simili può aiutare con responsabilità e guida. Trova un compagno di allenamento o iscriviti a un fitness club in modo da poterti motivare e sostenerti a vicenda. Condividere le tue lotte, i trionfi e i progressi con qualcun altro può rendere il viaggio più piacevole e aiutarti a rimanere impegnato.

10. **Mantieni il tuo buon atteggiamento e sii paziente:** superare ostacoli e altipiani richiede perseveranza e una buona prospettiva. Tieni presente che la crescita richiede tempo e possono esserci ostacoli sulla strada. Mantieni la concentrazione sui tuoi obiettivi, riconosci i piccoli successi e impegnati in esercizi di autocompassione. Abbi fiducia nella tua capacità di superare le sfide e tieni presente che la perseveranza e la coerenza pagheranno sicuramente.

CAPITOLO 9

IL POTERE DELLA COMUNITÀ: TROVARE SUPPORTO E RESPONSABILITÀ

I vantaggi dell'esercizio con gli altri e dell'adesione alle comunità di fitness

Iniziare un percorso di fitness può essere un evento che cambia la vita, ma non devi farlo da solo. In termini di salute e forma fisica, il potere della comunità è incomparabile. Trovare responsabilità e supporto da persone che condividono i tuoi obiettivi può migliorare notevolmente la tua motivazione, dedizione e prestazioni complessive. Ecco alcuni motivi per cui abbracciare il potere della comunità è essenziale per il tuo percorso di fitness, che si tratti di entrare a far parte di un gruppo di fitness, partecipare a corsi di gruppo o cercare community online:

1. **Ispirazione e motivazione:** far parte di una comunità ti espone a persone che hanno scopi e obiettivi simili. Osservare gli altri lavorare per raggiungere i loro obiettivi di fitness può motivarti e ispirarti a continuare il tuo percorso. Le storie di successo, cambiamento e tenacia di cui sentirai parlare ti ispireranno ad andare avanti.

2. **Responsabilità e impegno:** è più probabile che tu abbia un senso di responsabilità per presentarti e fare del tuo meglio quando sei un membro di una comunità. Potresti

essere più motivato a continuare e dedicarti al tuo regime di esercizi se sei consapevole che gli altri dipendono da te e ti supportano. Condividere i tuoi risultati e obiettivi con gli altri ti rende anche più responsabile del raggiungimento dei tuoi obiettivi.

3. **Consulenza e supporto di esperti:** all'interno di un gruppo di fitness è possibile trovare persone con vari gradi di esperienza e competenza. Puoi beneficiare degli importanti approfondimenti, consigli e assistenza offerti da questo ricco corpus di conoscenze mentre procedi nel tuo percorso di fitness. La conoscenza combinata della community può aiutarti ad avanzare più velocemente, sia che tu stia cercando indicazioni su una buona

forma fisica, scoprendo metodi di allenamento efficienti o ottenendo consigli nutrizionali.

4. Insieme possiamo superare gli ostacoli. Ogni percorso di fitness ha la sua quota di ostacoli e fallimenti. Quando fai parte di una comunità, hai persone a cui rivolgerti per avere supporto quando le cose si fanno difficili. Puoi chiedere consiglio, supporto e compassione alla tua comunità quando affronti delle sfide. Condividere le tue sfide e vittorie con coloro che hanno percorso il tuo stesso percorso può portare conforto e aiuto nella risoluzione dei problemi.

5. **Divertimento e cameratismo:** allenarsi non deve essere un'attività solitaria. Far parte di una comunità conferisce al tuo programma di

allenamento una componente sociale. Puoi interagire con persone che hanno hobby, interessi e obiettivi. Partecipare a esercizi di gruppo, seminari o altre attività promuove il cameratismo e offre un'atmosfera amichevole in cui puoi divertirti mentre lavori per raggiungere i tuoi obiettivi di fitness.

6. **Nuove possibilità e avventure:** probabilmente troverai nuove possibilità di fitness e avventure all'interno di una comunità a cui potresti non aver pensato da solo. La community può presentarti attività entusiasmanti che aggiungono diversità ed entusiasmo al tuo percorso di fitness, che si tratti di partecipare a una corsa di beneficenza, provare un nuovo sport o iscriversi a una sfida di fitness.

7. **Celebrazione delle pietre miliari e dei progressi:** la community funge da luogo in cui riconoscere i risultati raggiunti, sia significativi che insignificanti. Può essere estremamente gratificante condividere i tuoi risultati con persone che apprezzano il valore dei tuoi traguardi, record o immagini di avanzamento. Il tuo senso di autostima è ulteriormente rafforzato dal sostegno e dall'incoraggiamento della comunità, che ti ispira a fare ancora di più.

8. **Amicizie di lunga durata:** le connessioni stabilite all'interno della comunità del fitness spesso vanno oltre la comunità online o il club. Entrare in contatto con persone che condividono il tuo entusiasmo per la salute e il fitness potrebbe aiutarti a

stringere amicizie sincere. Oltre a creare una rete di persone che possono continuare ad aiutarsi a vicenda nella crescita in tutti i settori della vita, queste amicizie danno alle persone un senso di comunità.

Non devi andare da solo quando si tratta di raggiungere i tuoi obiettivi di fitness. Accetta il potere della comunità e circondati di persone che ti ispirano, ti sfidano e ti elevano. Insieme, aprirai la strada a una versione di te stesso più forte, più sana e più viva. Unisciti a un gruppo, interagisci con gli altri e scopri il potere di trasformazione della ricerca

Sfruttare il potere del supporto sociale per il successo a lungo termine

Ottenere un successo a lungo termine nella tua ricerca di fitness richiede di sfruttare il potere del supporto sociale. Costruisci una solida base per lo sviluppo continuo quando ti circondi di una rete di supporto di amici, familiari o persone che la pensano allo stesso modo che condividono il tuo impegno per la salute e il benessere. Ecco alcuni modi in cui l'utilizzo del supporto sociale potrebbe aiutarti ad avere successo a lungo termine:

1. **Incoraggiamento e responsabilità:** il supporto sociale offre la motivazione e la responsabilità necessarie per mantenere i tuoi obiettivi di fitness. Avere qualcuno che ti incoraggia, riconosce i tuoi successi e ribadisce il tuo impegno ti mantiene impegnato e responsabile. Se hai un compagno di allenamento, un amico che incoraggia o un gruppo online, il loro supporto e

incoraggiamento miglioreranno notevolmente la tua coerenza e aderenza.

2. **Obiettivi condivisi e atteggiamenti comparabili:** Circondarsi di altri che hanno obiettivi e atteggiamenti comparabili favorisce un'atmosfera potente per la crescita. Impegnarsi con altri che condividono i tuoi obiettivi per il fitness e la salute ti consente di condividere idee, sviluppare tecniche reciprocamente vantaggiose e ottenere informazioni dalle reciproche esperienze. Questo obiettivo comune favorisce un senso di comunità e una conoscenza condivisa che consolida il tuo impegno e aiuta a superare gli ostacoli.

3. Le reti di supporto sociale danno agli utenti l'accesso a una moltitudine di

informazioni e strumenti. Le persone nella tua rete di supporto potrebbero avere opinioni perspicaci, conoscenze approfondite o suggerimenti utili su regimi di esercizi, piani dietetici o approcci di recupero. Puoi aumentare la tua comprensione e dotarti di strumenti per sfruttare al meglio il tuo percorso di fitness scambiando informazioni e imparando dalle esperienze degli altri.

4. **Motivazione e supporto emotivo:** iniziare un percorso di fitness a volte può essere difficile, quindi avere una rete di supporto è essenziale. Il supporto emotivo della tua rete può sollevare il morale, aumentare la tua fiducia e servire come promemoria dei tuoi progressi quando ti trovi di fronte a battute d'arresto, altipiani o

momenti di incertezza. La loro ispirazione e motivazione si trasformano in una forza trainante che aiuta la tua perseveranza durante i momenti difficili.

5. **Superare gli ostacoli e sviluppare la resilienza:** il supporto sociale può aiutarti a superare gli ostacoli che potrebbero ostacolare i tuoi progressi. Avere altri che capiscono ed empatizzano con i tuoi problemi può fornire spunti e soluzioni inestimabili per superare gli ostacoli, siano essi causati da mancanza di tempo, insicurezza o difficoltà esterne. Costruisci resilienza, acquisisci tecniche di risoluzione dei problemi e diventi più preparato ad affrontare gli ostacoli in futuro attraverso esperienze condivise e supporto.

6. **Competizione sana e ispirazione:**
in un gruppo di amici incoraggianti,
può sviluparsi una sana
competizione, ispirandoti a
impegnarti di più. Osservare gli altri
raggiungere il successo o fare
progressi potrebbe darti energia e
ispirarti a migliorare i tuoi sforzi. La
competizione amichevole può
stimolare la crescita perché ti motiva
a stabilire aspettative più elevate, a
superare i tuoi limiti e a cercare
costantemente il progresso.

7. Uno strato di felicità e piacere si
aggiunge al tuo viaggio quando
condividi i tuoi risultati e festeggi
traguardi con la tua rete di supporto.
Il fatto che gli altri riconoscano e
applaudano i tuoi risultati rafforza il
tuo senso di realizzazione e
costruisce la tua fiducia, sia che si

tratti di portare a termine una gara difficile o di apprendere una nuova abilità atletica.

8. Le reti di supporto sociale sviluppate attorno alla forma fisica e al benessere generale spesso si traducono in legami che durano tutta la vita e collaborazioni soddisfacenti. Le persone si avvicinano a causa dei loro interessi, esperienze e aspirazioni comuni. Queste connessioni vanno oltre il fitness e possono migliorare la tua vita in vari modi dandoti un senso di comunità, cameratismo e un sistema di supporto di persone che la pensano allo stesso modo.

Un passo rivoluzionario verso il successo a lungo termine nella tua ricerca di fitness è sfruttare il potere del supporto sociale.

La tua motivazione, conoscenza e il godimento generale del processo possono essere notevolmente migliorati circondandoti di una rete di supporto di persone che ti incoraggiano, ti ispirano e ti ritengono responsabile. Promuovere relazioni significative e abbracciare il potere del supporto sociale ti aiuterà a vivere una vita più sana, più felice e più appagante.

CONCLUSIONE

Abbraccia il potere dell'esercizio fisico regolare

L'esercizio fisico regolare è un potente strumento che può migliorare significativamente la tua vita in vari modi. Puoi beneficiare in vari modi, fisici, mentali ed emotivi, abbracciando il potere dell'esercizio. L'esercizio fisico ha un potenziale incredibile per tutto, dall'aumento dell'umore e della funzione cognitiva alla costruzione dei muscoli e al miglioramento della salute cardiovascolare.

Abbiamo esaminato la scienza alla base dell'esercizio, esaminato i numerosi vantaggi fisici ed emotivi che comporta e offerto suggerimenti per incorporarlo nella routine quotidiana durante questo viaggio. La definizione degli obiettivi, la conquista delle sfide e l'ottenimento di aiuto lungo il percorso sono stati tutti trattati.

Agisci subito e inizia a fare del fitness una priorità assoluta nella tua vita. Inizia valutando i tuoi obiettivi di fitness e creando un programma di allenamento personalizzato che si adatti alle tue esigenze e ai tuoi interessi. Scoprire attività che ti piacciono, avvalerti del supporto sociale e celebrare i tuoi risultati ti aiuterà a rimanere motivato. Utilizza una mentalità di crescita e pazienza per superare ostacoli e altipiani.

Tieni presente che l'esercizio fisico regolare ha benefici al di fuori degli allenamenti programmati. Adotta uno stile di vita attivo includendo il movimento nella tua routine quotidiana e cercando opportunità per fare esercizio durante il giorno. Sii consapevole delle esigenze del tuo corpo, prenditi cura di te stesso e presta attenzione a tutte le indicazioni che ti fornisce.

Sappi che sei capace di fare cose incredibili mentre inizi il tuo viaggio. Stai investendo in te stesso ad ogni passo che fai verso uno stile di vita più in forma, più sano e più equilibrato. Accetta il potere di un esercizio costante e consentigli di tirare fuori il meglio di te.

Quindi, allacciati le scarpe, indossa la tua attrezzatura da palestra e inizia il tuo fantastico viaggio. Puoi cambiare la tua vita. Approfittane, accettalo e consenti al potere di un esercizio costante di condurti a un sé più sano e più felice in futuro.

Riflettendo sul potere trasformativo dell'esercizio sulla salute generale

L'attività fisica regolare non è solo un compito da depennare da un elenco di cose da fare, poiché diventa ovvio quando consideriamo l'impatto trasformativo dell'esercizio sulla salute generale. Catalizza la trasformazione e un punto di partenza per una vita piena di vigore , forza d'animo e benessere.

Abbiamo studiato la scienza dell'esercizio fisico durante tutto il nostro viaggio, imparando come migliora la nostra salute fisica e mentale. Abbiamo visto in prima persona gli incredibili vantaggi che offre, dal miglioramento della forma cardiovascolare e della definizione muscolare alla riduzione dello stress e al miglioramento della funzione cognitiva. Abbiamo visto più e più volte quanto sia efficace l'esercizio fisico nell'aiutarci a vivere una vita più lunga e più sana.

Ma l'esercizio ha più significato dei soli benefici per il corpo. Dimostra la tenacia e il potere dell'animo umano. Ci insegna l'autocontrollo, la tenacia e la capacità di superare le nostre zone di comfort. Siamo spinti ad andare oltre le nostre zone di comfort e sbloccare nuovi livelli del nostro potenziale.

L'esercizio ha effetti di trasformazione che vanno ben oltre la pista da corsa o la palestra. Ogni elemento della nostra vita ne è influenzato, comprese le nostre relazioni, il nostro lavoro e il nostro senso generale di sé. L'attività fisica regolare ci aiuta a sviluppare una mentalità di auto-cura e rende la nostra salute una priorità. Man mano che ci esercitiamo di più, diventiamo più in sintonia con il nostro corpo, prestando attenzione alle sue esigenze e prendendoci cura di lui.

L'esercizio fisico non è un trattamento che funziona per tutti. È un viaggio personale che è particolare per ogni persona. Dobbiamo identificare le attività che ci rendono felici, alimentano la nostra passione e si adattano alle nostre inclinazioni. Ciò che conta è che muoviamo i nostri corpi e rispettiamo il loro desiderio intrinseco di movimento, che sia attraverso un allenamento rigoroso, lo yoga, una gita nei boschi o una lezione di ballo.

Non trascuriamo l'importanza dell'equilibrio mentre consideriamo il potenziale di trasformazione dell'esercizio. Non si tratta di lottare per uno standard sfuggente di perfezione o di spingerci fino al punto di stancarci. Trovare un ritmo sano che nutre i nostri corpi e le nostre menti ci consentirà di prosperare in tutti gli aspetti della vita.

Alla luce di ciò, tieni presente che ci sono più benefici nell'esercizio fisico regolare rispetto a quelli fisici quando inizi il tuo percorso. Riguarda il cambiamento interno, il senso di potere e l'imminente rinascita del vigore.

Accetta gli effetti positivi dell'esercizio. Accetta il piacere del movimento. Rendilo una parte normale della tua vita per vedere gli effetti sorprendenti che ha sulla tua salute e sul tuo benessere generale. Ti meriti di avere una vita piena di vigore, energia e vivacità. Tutto inizia con un'azione, un esercizio e una dedizione a se stessi.

Abbracciare un impegno per tutta la vita per l'attività fisica per un te più sano e più felice

Il tuo futuro sarà modellato dalla tua decisione di abbracciare un impegno permanente per l'attività fisica, che ti aiuterà a diventare una versione più sana e più felice di te stesso. È un investimento a lungo termine nel benessere e nella qualità della vita, piuttosto che concentrarsi su tendenze transitorie o ambizioni di breve durata.

Rendere regolare l'attività fisica parte della tua routine quotidiana migliorerà la tua salute per il resto della tua vita. L'esercizio fisico regolare avvantaggia la tua mente e il tuo spirito tanto quanto la tua salute fisica. Diventa un pilastro del tuo benessere generale e ti dà il vigore, il vigore e l'energia per prosperare in tutti gli aspetti della vita.

Quando decidi di impegnarti in un'attività fisica regolare, inizi una ricerca per la crescita personale. Trascendi le tue aspettative mentre trovi le tue qualità e abilità nascoste. Acquisisci autocontrollo, tenacia e un senso di realizzazione che trascende la forma fisica.

Una dedizione per tutta la vita all'attività fisica promuove anche un rapporto sano con il proprio corpo. Impari a prestare attenzione ai suoi segnali, a rispettarne i confini e a prestare attenzione a ciò che richiede. Questo collegamento si trasforma in una bussola, che ti consente di prendere decisioni che promuovono la tua salute e il tuo benessere.

Tieni presente che nessuna strategia funziona per tutti in questo viaggio. Trova le cose che ti piace fare, che si tratti di yoga, escursionismo, ciclismo, nuoto o qualsiasi altra attività. Accetta la variazione, permettendoti di sperimentare molti stili di movimento per trovare ciò che ti parla. Trovare attività che ti piacciono veramente è la chiave per aumentare la tua motivazione e integrare l'esercizio nella tua quotidianità.

È fondamentale affrontare il tuo impegno di esercitare con tolleranza e compassione. Riconosci che nonostante gli alti e bassi lungo il viaggio, ogni progresso è un successo in sé e per sé. Non importa quanto piccolo possa essere il tuo sviluppo, riconoscilo e tieni presente che la coerenza è la chiave. Ricorda a te stesso i vantaggi a lungo termine e quanto ti senti sempre meglio dopo aver mosso il tuo corpo, anche nei giorni in cui la motivazione è bassa.

Infine, sii consapevole della forza del supporto e della comunità. Fai del tuo meglio per circondarti di persone che condividono il tuo impegno per la salute e il benessere. Trova un compagno di allenamento, iscriviti a un corso di fitness o partecipa ad attività di gruppo. Sarai ispirato e motivato dal supporto, dall'amicizia e dalle esperienze condivise, che renderanno il viaggio più soddisfacente e piacevole.

Adottare un impegno per tutta la vita per l'attività fisica è un investimento nel tuo sé futuro, non semplicemente nel qui e ora. Stai gettando una solida base per una vita piena di vigore, vitalità e felicità, dando un'alta priorità alla tua salute. Agisci ora e lascia che la tua dedizione all'esercizio fisico ti aiuti a diventare una versione più sana e felice di te stesso, una persona che fiorisce nel corpo, nella mente e nello spirito.